La enfermera

en

otorrinolaringología

La guía completa

ALEXANDRE CAREWELL

Índice

« *El departamento de otorrinolaringología: donde los médicos se especializan en el arte de descifrar sus susurros, olfatear sus problemas nasales y mirar dentro de sus oídos. En resumen, ¡los expertos en todo lo que hay entre el sombrero y la bufanda!* »

Capítulo 1

INTRODUCCIÓN A LA OTORRINOLARINGOLOGÍA

Historia y desarrollo otorrinolaringología

La otorrinolaringología, más conocida como Otorrinolaringología, es la disciplina médica dedicada a los oídos, la nariz y la garganta. Pero antes de ser reconocida como la sofisticada especialidad que conocemos hoy, pasó por siglos de descubrimientos, innovaciones y evolución.

Los orígenes de la otorrinolaringología se remontan a la antigüedad. En el antiguo Egipto, por ejemplo, los papiros médicos ya revelaban un conocimiento de las enfermedades del oído. Médicos griegos como Hipócrates se interesaron por las enfermedades de la nariz y la garganta, sentando las bases de lo que se convertiría en la Otorrinolaringología. Utilizaban métodos relativamente sencillos, incluso rudimentarios, pero ya tenían un buen ojo para los síntomas y las patologías.

Con la caída del Imperio Romano y el comienzo de la Edad Media, el desarrollo de esta disciplina se estancó un poco en Europa, pero siguió floreciendo en el mundo islámico. Los médicos árabes conservaron y ampliaron los conocimientos antiguos, dando lugar a importantes obras médicas que sirvieron de referencia durante siglos.

Fue durante el Renacimiento cuando Europa renovó su interés por el progreso médico. El redescubrimiento de textos antiguos, unido a un nuevo espíritu de investigación, propició avances significativos. Anatomistas como Vesalio proporcionaron descripciones precisas de los órganos Otorrinolaringología, mientras que los cirujanos desarrollaron instrumentos más apropiados, presagiando las herramientas especializadas actuales.

El siglo XIX vio el nacimiento de la otorrinolaringología como especialidad por derecho propio. Con el desarrollo de la tecnología, en particular la invención del otoscopio, los médicos pudieron examinar el oído interno con una precisión sin precedentes. También fue una época de experimentación, en la que se intentaron atrevidos procedimientos quirúrgicos como la mastoidectomía, que allanaron el camino a la moderna cirugía Otorrinolaringología.

El siglo XX fue testigo de una explosión de conocimientos y tecnología. La llegada de los antibióticos revolucionó el tratamiento de las infecciones otorrinolaringológicas. La cirugía se hizo cada vez más sofisticada, con la introducción de las técnicas microquirúrgicas y la endoscopia.

Hoy en día, la Otorrinolaringología sigue desarrollándose, incorporando avances tecnológicos como la imagen médica avanzada y la robótica. Desde la simple extracción de un cuerpo extraño hasta procedimientos complejos como la cirugía del oído interno, esta disciplina sigue evolucionando, basándose en una rica historia para dar forma al futuro de la medicina.

La importancia de la función enfermera en este departamento

Cuando entramos en el mundo médico de la otorrinolaringología, nos enfrentamos rápidamente a la complejidad y delicadeza de los cuidados que requieren los oídos, la nariz y la garganta. Mientras que los otorrinolaringólogos desempeñan un papel innegable en el tratamiento de patologías y la realización de procedimientos quirúrgicos, las enfermeras son el pilar central de la vida diaria de los pacientes, velando por su bienestar y garantizando la continuidad de los cuidados.

La enfermera Otorrinolaringología es a menudo el primer punto de contacto para un paciente ansioso, y su papel va mucho más allá de la simple administración de medicación o la supervisión de los cuidados postoperatorios. Este profesional sanitario garantiza una relación de confianza con el paciente, escuchándole, tranquilizándole y educándole sobre su enfermedad y tratamiento. La naturaleza holística de los cuidados de enfermería significa que considera al paciente como un todo, combinando aspectos fisiológicos, psicológicos y sociales.

En Otorrinolaringología, las enfermeras se enfrentan a situaciones especiales, ya sea atender a un paciente que acaba de someterse a una laringectomía y necesita apoyo para aprender a comunicarse de otra manera, o a un niño asustado por una infección de oído recurrente. En esos momentos, la empatía, la paciencia y las habilidades de la enfermera son esenciales para establecer un clima de confianza.

Las enfermeras Otorrinolaringología también desempeñan un papel crucial en la coordinación de los cuidados. Colaboran estrechamente con un equipo multidisciplinar, que incluye audiólogos, logopedas, cirujanos y otros profesionales, para garantizar que los pacientes reciban la mejor atención posible. Esta colaboración es aún más vital en situaciones en las que el paciente se enfrenta a decisiones complejas, como la colocación de un implante coclear o la cirugía reconstructiva.

Además, con los avances tecnológicos y médicos, el papel de la enfermera se ha diversificado. A menudo se les forma en el uso de equipos especializados, contribuyendo directamente a los procedimientos de diagnóstico o a la rehabilitación posquirúrgica.

Aunque la Otorrinolaringología es una disciplina médica en constante evolución, el papel de la enfermera permanece constante en su esencia: ser la guardiana del bienestar del paciente. Su importancia trasciende los meros actos técnicos para abarcar una misión más amplia: la de garantizar que cada paciente sea tratado con dignidad, comprensión y competencia, garantizando así no sólo la calidad de los cuidados, sino también la calidad de vida después de los mismos.

Retos y oportunidades : ¿por qué elegir otorrinolaringología?

La otorrinolaringología, como cualquier especialidad médica, ofrece su parte de desafíos y oportunidades. Para las enfermeras que contemplan la posibilidad de hacer carrera en este campo, o para las que buscan comprender la singularidad de esta disciplina, he aquí algunas reflexiones que podrían iluminar su camino.

Los retos:
- **Complejidad de la atención**: las afecciones otorrinolaringológicas pueden ir desde una simple infección de oído hasta un cáncer de garganta, lo que requiere una amplia gama de habilidades y una formación continua.
- **Emoción y psicología**: Ante patologías que pueden afectar a funciones esenciales como la audición, el habla o la respiración, los enfermeros de Otorrinolaringología a menudo tienen que apoyar a pacientes que se enfrentan a retos emocionales y psicológicos.
- **Tecnología en constante evolución**: la otorrinolaringología está a la vanguardia de la tecnología médica, lo que exige que las enfermeras se adapten y actualicen sus conocimientos con regularidad.

- **Multidisciplinariedad**: Trabajar en estrecha colaboración con distintos profesionales sanitarios (audiólogos, cirujanos, logopedas) requiere una excelente comunicación y coordinación.

Oportunidades :
- **Diversidad de cuidados**: la Otorrinolaringología ofrece una gran variedad de casos, desde pediatría hasta geriatría, lo que permite a los enfermeros trabajar en muchas áreas diferentes de la medicina.
- **Impacto directo en la calidad de vida**: Ayudar a un paciente a recuperar la audición o la voz tiene un impacto profundamente gratificante en su calidad de vida.
- **Avances tecnológicos**: Para los amantes de la tecnología, la Otorrinolaringología es un regalo del cielo. Participar en la implantación y el uso de nuevas tecnologías no sólo es apasionante, sino que refuerza el valor añadido de la enfermera.
- **Oportunidades de especialización**: Ya sea en audiología, cirugía reconstructiva, otorrinolaringología oncológica o pediatría, las posibilidades de especialización son enormes.
- **Educación y prevención**: la Otorrinolaringología tiene una fuerte dimensión preventiva, lo que da a las enfermeras la oportunidad de educar y concienciar a los pacientes, por ejemplo sobre los peligros del tabaco o la importancia de la protección auditiva.

Si elige la otorrinolaringología como especialidad, se embarcará en una carrera llena de retos, pero también de recompensas. Es un campo donde la tecnología se encuentra con la humanidad, donde cada día puede deparar su ración de sorpresas y donde el potencial para mejorar la vida de los pacientes es inmenso. Para quienes se sientan impulsados por la pasión por los cuidados, la curiosidad y el deseo de marcar la diferencia, la Otorrinolaringología puede ser el camino real.

Capítulo 2

ANATOMÍA Y FISIOLOGÍA BÁSICAS

Oídos: no sólo para oír

El oído es un órgano extraordinariamente complejo y delicado, diseñado para captar las vibraciones sonoras y convertirlas en impulsos eléctricos que el cerebro interpreta como sonido. Para comprender este fascinante mecanismo, debemos adentrarnos en la estructura tridimensional del oído, que tradicionalmente se divide en tres partes principales: externa, media e interna.

Oído externo :
- **El pabellón auricular (o aurícula)**: Es la parte visible de la oreja, una estructura cartilaginosa recubierta de piel. Su forma curvada está diseñada para captar las ondas sonoras y dirigirlas hacia el conducto auditivo.
- **Conducto auditivo externo**: Es un tubo de unos 2,5 cm de largo que transporta las ondas sonoras desde el pabellón auricular hasta el tímpano. Está revestido de glándulas que segregan cerumen, que protege y lubrica el conducto.

Oreja mediana :
- **Membrana timpánica** : Membrana delgada que separa el oído externo del oído medio. Vibra en respuesta a las ondas sonoras, transmitiendo estas vibraciones a los huesecillos del oído medio.
- **Los huesecillos**: Tres huesos diminutos -el martillo, el yunque y el estribo- que son los más pequeños del cuerpo humano. Amplifican y transmiten las vibraciones del tímpano al oído interno.
- **Trompa de Eustaquio**: Canal que conecta el oído medio con la garganta (faringe) y permite equilibrar la presión a ambos lados del tímpano.

Oído interno :
- **Cóclea**: Cóclea en forma de espiral, llena de líquido, que contiene el órgano de Corti, esencial para la audición. Las vibraciones sonoras provocan ondas

en el fluido de la cóclea, estimulando las células ciliadas del órgano de Corti, que transforman estos movimientos en impulsos eléctricos transmitidos al cerebro.

- **Vestíbulo**: Está situado entre la cóclea y los canales semicirculares y desempeña un papel clave en el equilibrio.
- **Canales semicirculares**: Tres tubos llenos de líquido que apuntan en tres direcciones diferentes. Detectan los movimientos de rotación de la cabeza, ayudando a mantener el equilibrio.

El oído es una maravilla de la ingeniería biológica, un sistema integrado en el que cada componente desempeña un papel preciso para permitir la audición y el equilibrio. Desde la simple captación de las ondas sonoras por el pabellón auricular hasta la transmisión de los impulsos eléctricos al cerebro por la cóclea, el oído es testimonio de la complejidad y la perfección de nuestra anatomía.

• Mecanismos auditivos

La audición es un proceso fascinante que transforma las vibraciones del aire, que reconocemos como sonido, en señales eléctricas que el cerebro puede interpretar. Para comprender este proceso, debemos seguir el recorrido de una onda sonora a través de las distintas partes del oído hasta llegar al cerebro.

- **Captación de las ondas sonoras**: Todo comienza con el **pabellón del oído externo, que** capta las ondas sonoras. Como una antena parabólica, dirige estas ondas hacia el **conducto auditivo externo**.
- **Vibración del tímpano**: Las ondas sonoras alcanzan entonces el **tímpano** (o membrana timpánica) en el extremo del conducto auditivo

externo. Estas ondas provocan la vibración del tímpano.

- **Transmisión al oído medio**: Las vibraciones del tímpano se transmiten a los **huesecillos** del oído medio. Estos tres huesos, el martillo, el yunque y el estribo, actúan como palancas, amplificando las vibraciones. Los estribos están conectados a una estructura llamada **ventana oval**, que separa el oído medio del oído interno.

- **Movimiento del fluido en el oído interno**: Las vibraciones de la ventana oval hacen que el fluido del interior de la **cóclea** (una estructura en forma de espiral del oído interno) se mueva. La cóclea está dividida en varios canales llenos de líquido y estas vibraciones crean ondas a través de los canales.

- **Estimulación de las células ciliadas** : En el interior de la cóclea se encuentra el **órgano de Corti**, que contiene miles de células ciliadas. Estas células son deformadas por ondas líquidas, lo que provoca la liberación de neurotransmisores.

- **Conversión en señales eléctricas**: Los neurotransmisores liberados estimulan las terminaciones nerviosas del **nervio auditivo**, convirtiendo las vibraciones mecánicas en impulsos eléctricos.

- **Interpretación por el cerebro**: Estos impulsos eléctricos viajan a lo largo del nervio auditivo hasta el cerebro, más concretamente hasta la **corteza auditiva** situada en el lóbulo temporal. Es aquí donde estas señales se interpretan como sonidos distintos que reconocemos y comprendemos.

En un instante, unas ondas invisibles de vibraciones transmitidas por el aire se transforman en una melodía, una voz, una risa o un susurro. Es este mecanismo auditivo el que nos conecta con el mundo sonoro que nos rodea, posibilitando la comunicación, la música y tantas otras experiencias auditivas que enriquecen nuestra vida cotidiana.

La nariz: mucho más que un perfume

La nariz es una estructura externa compleja y multifuncional que domina la parte central de la cara. No sólo sirve para oler y respirar, sino que también desempeña un papel en el filtrado, la humidificación y la regulación de la temperatura del aire respirado. Echemos un vistazo más de cerca a su estructura y funciones.

Estructura de la nariz :
- Parte exterior :
  - **Fosas nasales (o aberturas de la nariz):** Son las aberturas por las que entra y sale el aire.
  - **Tabique nasal:** Pared que divide la nariz en dos cavidades (o fosas nasales). Está formado por cartílago en la parte anterior y hueso en la posterior.
  - **Cartílago alar:** Cartílago flexible que forma la estructura de la parte externa de la nariz.
- Parte interna (cavidades nasales) :
  - **Cornetes**: estructuras óseas salientes cubiertas de mucosa que aumentan la superficie interna de la nariz y contribuyen a humedecer y calentar el aire inhalado.
  - **Meato nasal:** Son los conductos situados entre los cornetes y el tabique nasal.
  - **Senos paranasales:** Cavidades llenas de aire situadas en los huesos faciales y conectadas con las fosas nasales. Desempeñan un papel en la resonancia de la voz y la producción de mucosidad.

- **Mucosa nasal**: recubre el interior de la nariz y contiene numerosas glándulas productoras de mucosidad y diminutos cilios (cilios vibratorios) que filtran, humidifican y calientan el aire respirado.

Funciones de la nariz :

- **Respiración**: La nariz permite la entrada y salida de aire durante la respiración, suministrando oxígeno al cuerpo y eliminando dióxido de carbono.
- **Filtración**: Los pelos de la entrada de las fosas nasales y los cilios vibrantes del interior de la nariz ayudan a filtrar las partículas extrañas, impidiendo que entren en los pulmones.
- **Olfacción**: La nariz es el órgano principal del sentido del olfato. La parte superior de la cavidad nasal contiene el epitelio olfativo, donde se detectan las moléculas olorosas y se transforman en señales nerviosas que se envían al cerebro.
- **Protección**: La mucosidad producida por la mucosa nasal atrapa partículas, bacterias y virus, impidiendo que penetren más profundamente en el sistema respiratorio.
- **Humidificación y calentamiento**: El aire inhalado es humedecido y calentado por la mucosa nasal, preparándolo para entrar en los pulmones.
- **Resonancia vocal**: Las cavidades nasales y los senos paranasales desempeñan un papel en la modulación de la voz, dándole su cualidad resonante.

La nariz es, por tanto, mucho más que una protuberancia en medio de la cara. Es un órgano complejo y esencial que facilita la respiración, protege contra los agentes patógenos, proporciona el sentido del olfato y desempeña un papel clave en la fonación.

• El papel de los senos paranasales

Los senos paranasales son cavidades ventiladas situadas en los huesos del cráneo y la cara. Estas cavidades están revestidas por una fina capa de mucosa productora de moco. Están conectadas a las cavidades nasales por pequeñas aberturas. Aunque su función exacta no se comprende del todo, generalmente se atribuyen a los senos paranasales varias funciones principales.

- **Aligerar el cráneo**: Una de las funciones más reconocidas de los senos paranasales es aligerar el peso del cráneo. Sin estas cavidades, el cráneo sería considerablemente más pesado, lo que podría restar movilidad a la cabeza y dificultar su apoyo.

- **Resistencia a los traumatismos**: Los senos paranasales pueden ofrecer cierta resistencia en caso de traumatismo facial. La existencia de estas cavidades ventiladas puede permitir que las fuerzas se distribuyan mejor en caso de impacto, reduciendo potencialmente las lesiones.

- **Resonancia vocal**: Los senos paranasales desempeñan un papel en la modulación de la voz. Actúan como cámaras de resonancia, ayudando a dar a cada persona su propia voz única. Si alguna vez ha hablado mientras padecía sinusitis, probablemente habrá notado un cambio en el timbre de su voz.

- **Humidificar y calentar el aire**: Aunque este papel se atribuye principalmente a las fosas nasales, los senos paranasales también intervienen en la humidificación y el calentamiento del aire inhalado antes de que llegue a los pulmones.

- **Producción de mucosidad**: La membrana mucosa que recubre los senos paranasales produce mucosidad, que ayuda a humedecer el interior de la nariz. Esta mucosidad también atrapa partículas, bacterias y otros agentes patógenos, impidiendo que se desplacen hacia las vías respiratorias.

- **Amortiguación**: Los senos paranasales también podrían desempeñar una función amortiguadora, protegiendo el cerebro en caso de choque o impacto en la cara.
- **Olfacción**: Aunque no es su papel principal, los senos paranasales también pueden participar en la función olfativa contribuyendo a la circulación y filtración del aire inhalado.

Los senos paranasales son estructuras anatómicas vitales que desempeñan una serie de funciones importantes para la salud y el bienestar. Sin embargo, también pueden sufrir infecciones e inflamaciones, como la sinusitis, que pueden requerir tratamiento médico.

La garganta: la intersección del habla y la respiración

• Faringe, laringe y tráquea
La faringe, la laringe y la tráquea son componentes clave de los sistemas respiratorio y digestivo, formando una vía continua para el aire y los alimentos. Echemos un vistazo a la estructura y función de estos órganos.

Faringe :
- **Estructura**: La faringe es un conducto musculomembranoso en forma de embudo que se extiende desde la base del cráneo hasta la entrada del esófago.
- **División**: Se divide en tres secciones:
  - **Nasofaringe**: Situada detrás de la nariz y por encima del nivel del paladar blando. En ella se

encuentran las adenoides y se abren las trompas de Eustaquio.

- **Oro-faringe**: Situada detrás de la boca, incluye las amígdalas palatinas.
- **Laringofaringe (o hipofaringe): Está** situada detrás de la laringe.
- **Función**: La faringe sirve de encrucijada para los tractos respiratorio y digestivo, permitiendo el paso del aire a los pulmones y de los alimentos al esófago.

Laringe :

- **Estructura: A** menudo denominada "caja de la voz", la laringe es un conducto cartilaginoso situado entre la faringe y la tráquea.
- Componentes principales :
  - **Cartílago tiroides**: A menudo llamado "manzana de Adán", es el cartílago más prominente de la laringe.
  - **Cartílago cricoides:** Forma la base de la laringe.
  - **Epiglotis:** Lámina de cartílago que actúa como una puerta, impidiendo que los alimentos entren en las vías respiratorias.
  - **Cuerdas vocales**: Son las encargadas de producir la voz.
- **Función**: Además de la fonación, la laringe protege las vías respiratorias impidiendo la entrada de alimentos y líquidos en los pulmones. La epiglotis desempeña un papel crucial en esta función.

Tráquea :

- **Estructura**: La tráquea es un tubo formado por anillos cartilaginosos semicirculares y tejido conjuntivo. Comienza en la laringe y se divide en dos bronquios principales para cada pulmón.
- **Función**: Conducto principal del aire en su camino hacia los pulmones. El revestimiento de la tráquea contiene pequeñas glándulas que producen

mucosidad, ayudando a humidificar el aire y a atrapar pequeñas partículas antes de que lleguen a los pulmones.

Juntas, la faringe, la laringe y la tráquea forman una vía continua que guía el aire desde la nariz y la boca hasta los pulmones, al tiempo que proporciona funciones vitales como la fonación y la protección de las vías respiratorias.

• Funciones vocales y respiratorias

La combinación armoniosa de las funciones vocales y respiratorias es lo que permite al ser humano hablar manteniendo una respiración adecuada. Estas dos funciones, aunque distintas, están estrechamente vinculadas y dependen de la integridad anatómica y funcional de varias estructuras, en particular la laringe.

1. Funciones respiratorias :
   - **Inspiración**: Comienza con la contracción del diafragma y de los músculos intercostales externos, lo que aumenta el volumen de la caja torácica. Esto crea una presión negativa en los pulmones, atrayendo aire del exterior hacia las vías respiratorias.
   - **Espiración**: En general, la espiración es un proceso pasivo, en el que el diafragma y los músculos intercostales se relajan, reduciendo el volumen del tórax. Esto expulsa el aire de los pulmones. Durante el esfuerzo, como el ejercicio o el canto, la espiración puede volverse activa gracias a la contracción de los músculos abdominales e intercostales internos.
   - **Filtración, humidificación y calentamiento**: El aire inhalado se filtra, humidifica y calienta a su paso por la nariz, la faringe y la tráquea antes de llegar a los pulmones.
2. Funciones de voz :

- **Producción del sonido**: La fonación comienza cuando el aire exhalado de los pulmones pasa a través de las cuerdas vocales, haciéndolas vibrar. Esta vibración crea un sonido.
- **Modulación del sonido**: El sonido producido por las cuerdas vocales está modulado por varios factores:
  - **Tensión de las cuerdas vocales**: Cuanto más tensas estén las cuerdas vocales, más agudo será el sonido.
  - **Forma y tamaño de las cavidades oral y nasal**: actúan como cámaras de resonancia, modificando la calidad del sonido.
  - **Movimientos de la lengua, los labios y el paladar blando**: Estos movimientos modulan el sonido para producir el habla articulada.
- **Protección de las vías respiratorias**: Al tragar, la epiglotis se pliega sobre la laringe para impedir que los alimentos o líquidos entren en los pulmones. Además, las cuerdas vocales se juntan firmemente para impedir la entrada de partículas extrañas.

Es importante tener en cuenta que la respiración y la fonación suelen estar sincronizadas, sobre todo durante el habla. Inhalamos rápidamente y luego utilizamos el aire exhalado lentamente para hablar. Esta coordinación garantiza que se cubran las necesidades de oxígeno del cuerpo y nos permite comunicarnos con eficacia. Además, los cantantes y oradores profesionales suelen desarrollar una capacidad y unas técnicas respiratorias superiores para maximizar la calidad y la duración de su voz al tiempo que mantienen una respiración adecuada.

Capítulo 3

PATOLOGÍAS COMUNES Y CUIDADO

Problemas auditivos

• Infecciones de oído, sordera, acúfenos...

El oído es un órgano delicado y esencial, no sólo para la audición sino también para el equilibrio. Numerosas afecciones pueden afectar a su correcto funcionamiento, provocando síntomas que van desde molestias temporales a trastornos permanentes de la vida cotidiana.

1. Infecciones de oído :
   - **Otitis externa**: Afecta al conducto auditivo externo, normalmente como consecuencia de una infección. A veces se denomina "oído de nadador" porque puede estar causada por una exposición prolongada al agua.
     - **Síntomas**: Dolor, picor, secreción y pérdida temporal de audición.
     - **Tratamiento**: Gotas para los oídos, limpieza profesional y, en casos graves, antibióticos.
   - **Otitis media**: Infección del oído medio, a menudo tras un resfriado u otra infección de las vías respiratorias.
     - **Síntomas**: Dolor intenso, fiebre, pérdida temporal de audición y, en los niños, irritabilidad.
     - **Tratamiento**: Analgésicos, antibióticos si la causa es una bacteria y, a veces, cirugía para drenar el líquido.

2. Sordera :
   - **Pérdida auditiva conductiva**: Problemas relacionados con la conducción del sonido del oído externo al oído medio. Puede estar causada por un tapón de cerumen, una otitis media o una perforación del tímpano.
     - **Tratamiento**: Extracción del tapón, tratamiento de la infección o cirugía.

- **Pérdida auditiva neurosensorial**: Problemas con el oído interno o el nervio auditivo. Puede deberse a factores genéticos, al envejecimiento, a la exposición a ruidos fuertes o a ciertos medicamentos.
  - **Tratamiento** : Audífonos o implantes cocleares.

3. Acúfenos :
  - **Definición**: Percepción de ruidos (zumbidos, silbidos) en ausencia de una fuente sonora externa.
  - **Causas**: El acúfeno puede estar causado por la exposición a ruidos fuertes, ciertas enfermedades o medicación, o puede ser un síntoma de una afección del oído como la pérdida auditiva neurosensorial.
  - **Tratamiento**: Aunque el tinnitus no siempre es tratable, algunos enfoques pueden ayudar a controlar los síntomas, como la terapia sonora, los audífonos, la terapia cognitivo-conductual y ciertos medicamentos.

Es esencial consultar a un otorrinolaringólogo o a un audiólogo para obtener un diagnóstico preciso y un asesoramiento adaptado a cada situación. Aunque algunas afecciones del oído pueden parecer benignas, sin el tratamiento adecuado pueden provocar complicaciones o una pérdida de audición permanente.

Problemas nasales y sinusales

• Sinusitis, pólipos, hemorragias nasales...

La nariz desempeña un papel central en la respiración, la filtración del aire y la olfacción, además de actuar como resonador de la voz. Como cualquier otro órgano, puede sufrir diversas afecciones que, si no se tratan, pueden afectar gravemente a la calidad de vida.

1. Sinusitis:
- **Definición**: Inflamación o hinchazón de la mucosa de los senos paranasales. Puede ser aguda (a corto plazo) o crónica (a largo plazo, generalmente dura más de 12 semanas).
- **Causas**: Infecciones víricas (como el resfriado común), infecciones bacterianas, alergias u otros factores como anomalías anatómicas.
- **Síntomas**: Dolor e hinchazón alrededor de los ojos, nariz tapada, goteo nasal, fiebre, fatiga, mal aliento.
- **Tratamiento**: Antibióticos para las infecciones bacterianas, corticosteroides nasales, analgésicos y, en algunos casos, cirugía.

2. Pólipos nasales:
- **Definición**: Crecimientos blandos, indoloros y no cancerosos que se forman en la membrana mucosa de los senos paranasales o la nariz.
- **Causas**: Inflamación crónica de los senos paranasales o la nariz, alergias, infecciones y ciertas enfermedades inmunitarias.
- **Síntomas**: nariz tapada, pérdida del sentido del olfato, disminución del sentido del gusto, dolor facial, goteo nasal.
- **Tratamiento:** Corticoesteroides nasales, cirugía para extirpar los pólipos y tratamientos para controlar las causas subyacentes.

3. Hemorragias nasales (epistaxis):
- **Causas**: Sequedad de la mucosa nasal, rascarse o frotarse, traumatismos, uso de medicamentos anticoagulantes, infecciones, enfermedades de la sangre y tumores.
- **Primeros auxilios**: Incline la cabeza ligeramente hacia delante (no hacia atrás), pellizque suavemente la nariz justo debajo del puente óseo y espere a que se detenga la hemorragia. Si la hemorragia persiste después de 15-20 minutos, consulte a un médico.

- **Tratamiento**: Cauterización para las hemorragias frecuentes, humectación de la mucosa nasal y, en algunos casos, cirugía.

Cada una de estas afecciones requiere un enfoque terapéutico diferente y es esencial consultar a un otorrinolaringólogo para obtener un diagnóstico preciso y un tratamiento adecuado. El tratamiento precoz de estos problemas puede evitar complicaciones a largo plazo y mejorar la calidad de vida de los pacientes.

Trastornos de garganta

• Angina, laringitis, tumores...

La faringe y la laringe son estructuras esenciales para el habla, la deglución y la respiración. Pueden ser el lugar de diversas patologías, desde las más benignas a las más graves, con importantes implicaciones para la salud y la calidad de vida.

1. Angina :
- **Definición**: Inflamación aguda de las amígdalas y/o la faringe.
- **Causas**: Infecciones víricas (la mayoría de los casos) o bacterianas (sobre todo estreptococos del grupo A).
- **Síntomas**: Dolor de garganta, dificultad para tragar, fiebre, inflamación de los ganglios linfáticos, enrojecimiento e hinchazón de las amígdalas.
- **Tratamiento**: Reposo, analgésicos, gárgaras para el dolor. Si la causa es bacteriana, se prescribirán antibióticos.
2. Laringitis :
- **Definición**: Inflamación de la laringe, a menudo asociada a ronquera o pérdida de voz.

- **Causas:** Infecciones víricas, uso excesivo de la voz, inhalación de sustancias irritantes, reflujo gastroesofágico.
- **Síntomas:** Cambio o pérdida de voz, dolor de garganta, tos seca.
- **Tratamiento:** Reposo vocal, hidratación, humidificadores y, si la causa es infecciosa, medicación antivírica o antibiótica según proceda.

3. Tumores de faringe y laringe :

- **Benignos:** Como los pólipos o los nódulos vocales, no son cancerosos y pueden afectar a la voz.
- **Malignos:** Los cánceres de faringe o laringe pueden estar causados por el tabaquismo, el consumo excesivo de alcohol, la exposición a determinadas sustancias químicas y el virus del papiloma humano (VPH).
- **Síntomas:** Ronquera persistente, dolor de garganta, dificultad para tragar, hinchazón o bultos en el cuello, pérdida de peso inexplicable.
- **Tratamiento:** Cirugía para extirpar el tumor, radioterapia, quimioterapia o una combinación de estos métodos.

Controlar y prevenir las afecciones de garganta requiere concienciación y educación. Es crucial reconocer los síntomas a tiempo, consultar a un especialista cuando sea necesario y adoptar hábitos de vida saludables para proteger estas estructuras vitales.

Capítulo 4

LA REALIDAD COTIDIANA DE LA ENFERMERA OTORRINOLARINGOLOGÍA

Rutinas y controles matutinos

Cuando una enfermera empieza su jornada en Otorrinolaringología, es esencial seguir una rutina matutina para asegurarse de que todo está en su sitio para los pacientes y el equipo médico. He aquí un resumen de cómo podría ser esta rutina, para garantizar unos cuidados seguros y eficaces.

1. Verificación personal :
   - **Preparación mental**: Tómese un momento para centrarse y prepararse mentalmente para el día.
   - **Higiene**: Asegúrese una higiene rigurosa de las manos, póngase su ropa de trabajo limpia y cualquier equipo de protección personal necesario.
2. Transmisión :
   - **Comunicación**: Reciba información esencial sobre los pacientes de la noche anterior o del último turno.
   - **Notas**: Tome notas sobre las particularidades o necesidades específicas de cada paciente.
3. Recorrido de comprobación del equipo :
   - **Equipamiento**: Asegúrese de que todos los equipos (audiómetros, nasofibroscopios, etc.) funcionan correctamente.
   - **Suministros**: Compruebe las existencias de suministros médicos y añádalas si es necesario.
   - **Limpieza**: Asegúrese de que todas las áreas, en particular las salas de exploración, estén limpias y preparadas para los pacientes.
4. Comprobación de citas :
   - **Horario**: Consulte el horario para saber qué pacientes van a venir y sus necesidades específicas, y planifique en consecuencia.
   - **Preparativos**: Prepare con antelación cualquier material o equipo necesario para los exámenes o procedimientos programados.

5. Consulta con el equipo :
- **Reunión rápida**: Una breve reunión con el equipo puede ayudar a aclarar las funciones, discutir casos complejos y asegurarse de que todo el mundo está en la misma onda.

6. Acoger a los primeros pacientes :
- **Evaluación**: Cuando lleguen los pacientes, realice una evaluación inicial, haciéndoles preguntas sobre su bienestar general y cualquier cambio que se haya producido desde su última visita.
- **Documentación**: Actualice los historiales de los pacientes con toda la información pertinente.

7. Establecimiento de protocolos de emergencia :
- **Preparación**: Asegúrese de que se han establecido todos los protocolos de emergencia (para reacciones alérgicas, hemorragias, etc.) y de que todo el personal está formado para hacerles frente.

Con estas rutinas y comprobaciones, la enfermera Otorrinolaringología está armada para afrontar la jornada con eficacia, garantizando un alto nivel de atención al paciente al tiempo que mantiene una colaboración fluida con el resto del equipo médico.

Colaboración interdisciplinar: trabajo en equipo

El mundo de la otorrinolaringología no funciona en silos. El tratamiento completo de un paciente requiere a menudo la experiencia y las habilidades de diversos profesionales sanitarios. La interdisciplinariedad es la clave para proporcionar una atención holística y a medida.

1. La importancia de la colaboración :
- **La visión de conjunto**: Cada profesional tiene una perspectiva y unos conocimientos únicos que,

combinados, pueden proporcionar una comprensión completa del estado de un paciente.

- **Optimización de los cuidados**: la colaboración garantiza que el paciente reciba el mejor tratamiento posible aprovechando las habilidades de cada miembro del equipo.

2. Profesionales clave de Otorrinolaringología :

- **Audiólogos**: Evalúan, diagnostican y tratan los problemas de audición y equilibrio. Su experiencia es crucial para los pacientes que sufren sordera u otros trastornos auditivos.
- **Logopedas**: Estos especialistas trabajan con pacientes que tienen problemas de habla o deglución, a menudo causados por afecciones otorrinolaringológicas.
- **Cirujanos de cabeza y cuello**: Para las afecciones que requieren cirugía, estos expertos suelen colaborar estrechamente.

3. Otras colaboraciones clave :

- **Alergólogos**: Muchos problemas otorrinolaringológicos pueden estar relacionados con las alergias. La experiencia de un alergólogo es esencial para diagnosticar y tratar estos problemas.
- **Radiólogos**: Para la obtención de imágenes y el diagnóstico detallado.
- **Oncólogos**: En los casos en los que se detecta un tumor, ya sea benigno o maligno.

4. Comunicación eficaz :

- **Reuniones periódicas**: Sesiones periódicas de intercambio de ideas para debatir casos difíciles y compartir conocimientos.
- **Registros compartidos** : Utilización de sistemas de información compartidos para garantizar que cada profesional tenga acceso a toda la información necesaria.

5. Formación continua :
- **Seminarios interdisciplinarios**: talleres y cursos de formación para conocer los últimos métodos y descubrimientos en campos relacionados.
- **Estudios de casos conjuntos**: Análisis de casos de éxito o retos para mejorar continuamente los métodos de colaboración.

La colaboración interdisciplinar en Otorrinolaringología no consiste sólo en trabajar codo con codo, sino en sumergirse profundamente en la simbiosis de competencias para ofrecer una atención centrada en el paciente. En un mundo médico cada vez más complejo, la capacidad de trabajar en equipo se está convirtiendo no sólo en algo deseable, sino en algo esencial.

Cirugía: preparación y seguimiento postoperatorio

En el mundo de la otorrinolaringología, los procedimientos quirúrgicos pueden variar desde una simple amigdalectomía hasta una cirugía compleja para extirpar un tumor. La preparación del paciente y el seguimiento postoperatorio son pasos cruciales para garantizar su seguridad, comodidad y una recuperación óptima.

1. Preparación para la cirugía :
- Consulta inicial :
    - Identificación del problema y decisión de intervenir quirúrgicamente.
    - Explicación del procedimiento, riesgos y beneficios.

- Evaluaciones preoperatorias :
  - Análisis de sangre, estudios de imagen y otras pruebas necesarias para garantizar que el paciente es apto para la cirugía.
  - Evaluación anestésica para determinar el tipo de anestesia (local, regional, general).
- Instrucciones preoperatorias :
  - Consejos sobre medicación: qué medicamentos evitar o continuar.
  - Directrices sobre el ayuno antes de la cirugía.
  - Información sobre el día de la operación.

2. El día de la operación :
  - Bienvenida y preparación :
  - Instalación en la sala preoperatoria.
  - Verificación de la información, firma del consentimiento y preparación para la anestesia.
  - Cirugía :
  - Siga los protocolos establecidos y garantice las mejores condiciones de esterilidad.
  - Utilización de equipos y técnicas modernas para optimizar los resultados y minimizar las complicaciones.

3. Seguimiento postoperatorio :
- Inmediato :
  - Monitorización en la sala de recuperación para garantizar la recuperación estable de las funciones vitales.
  - Evaluación del dolor y administración de la medicación adecuada.
- Hospitalización :
  - Control regular de las constantes vitales, el dolor y los signos de complicaciones.
  - Animar a movilizar al paciente para evitar complicaciones relacionadas con la inmovilidad (dependiendo del procedimiento).

- Consejos para salir :
  - Instrucciones claras sobre los cuidados en casa, los signos de alarma y la toma de medicamentos.
  - Información sobre restricciones dietéticas o físicas.
- Consultas de seguimiento :
  - Evaluación de la cicatrización, búsqueda de posibles complicaciones y verificación del éxito de la operación.
  - Planificar cualquier rehabilitación o terapia necesaria (por ejemplo, logopedia tras una operación de laringe).
- Rehabilitación y recuperación a largo plazo :
  - Rehabilitación con especialistas si es necesario, para restablecer una función óptima.
  - Seguimiento regular con el otorrinolaringólogo para garantizar una salud continuada.

La jornada quirúrgica otorrinolaringológica, aunque a veces es estresante para el paciente, se suaviza al máximo gracias a una preparación meticulosa y un seguimiento postoperatorio riguroso. El compromiso y la dedicación de todo el equipo médico garantizan los mejores resultados posibles y el bienestar del paciente.

Gestión de las urgencias otorrinolaringológicas

La otorrinolaringología, aunque considerada esencialmente como una especialidad médico-quirúrgica, se enfrenta a una serie de urgencias que pueden poner en peligro el pronóstico vital o funcional del paciente. Estas urgencias requieren una atención rápida, adecuada y a menudo interdisciplinar para garantizar la seguridad y el bienestar del paciente.

1. Reconocer una emergencia :
   - **Obstrucción de las vías respiratorias**: ya sea causada por un cuerpo extraño, un edema, un tumor o una infección, se trata de una urgencia potencialmente mortal que requiere una intervención inmediata.
   - **Hemorragias nasales importantes**: algunas pueden ser muy profusas y poner en peligro su vida.
   - **Traumatismos**: las fracturas nasales, los traumatismos de oído o las heridas en el cuello requieren una evaluación rápida.
2. Protocolos de respuesta rápida :
   - **Evaluación inicial**: evaluación rápida de la gravedad de la situación y de la estabilidad vital del paciente, y determinación del tratamiento adecuado.
   - **Estabilizar al paciente**: Asegurar la permeabilidad de las vías respiratorias, controlar la hemorragia, administrar primeros auxilios.
3. Gestión específica en función de la emergencia :
   - Cuerpos extraños :
   - En el oído: extracción suave para evitar dañar el tímpano.
   - En la nariz o la garganta: retirar con precaución, especialmente en niños.
   - Infecciones agudas :
   - Absceso periamigdalino o flemón: a menudo es necesario el drenaje quirúrgico.
   - Laringitis aguda en niños: hospitalización y estrecha vigilancia.
   - Traumatismos :
   - Fractura de nariz: reducción de la fractura.
   - Heridas cervicales: exploración y sutura, a veces bajo anestesia general.

4. Colaboración interdisciplinar :
- **Anestesistas**: especialmente en casos de obstrucción de las vías respiratorias.
- **Radiólogos**: para la obtención de imágenes de emergencia.
- **Cirujanos maxilofaciales: en casos de** traumatismos extensos o complejos.
5. Comunicación con pacientes y familiares :
- **Información**: Explique la situación, el procedimiento previsto y los riesgos potenciales.
- **Tranquilidad**: Garantizar que se toman todas las medidas necesarias para garantizar la seguridad y el bienestar del paciente.
6. Prevención y sensibilización :
- **Educación pública**: sobre los riesgos de introducir cuerpos extraños, la seguridad al participar en actividades de alto riesgo, la importancia de la vacunación para prevenir ciertas infecciones.
- **Formación continua para los profesionales**: garantizar que están al día de las últimas técnicas y protocolos de gestión de emergencias.

La gestión de las urgencias otorrinolaringológicas es una habilidad esencial para todo profesional de esta especialidad. No sólo requiere conocimientos clínicos y quirúrgicos, sino también la capacidad de tomar decisiones rápidas en situaciones de estrés, garantizando al mismo tiempo la seguridad y el confort del paciente.

La relación paciente-enfermera : escuchar y enseñar

La relación entre el paciente y la enfermera Otorrinolaringología es un pilar central del proceso asistencial. Esta relación va mucho más allá de las intervenciones técnicas o los tratamientos médicos. Se basa en la comunicación abierta, la escucha activa y los métodos pedagógicos adecuados para guiar al paciente a lo largo de todo el proceso asistencial.

1. Crear confianza :
   - **Primer contacto**: Una acogida cálida, respetuosa y sin prejuicios ayuda a establecer un clima de confianza.
   - **Respeto de la intimidad**: Garantizar la confidencialidad de la información y respetar la intimidad física y emocional de los pacientes durante los cuidados.
   - **Honestidad**: Ser transparente sobre los procedimientos, los beneficios, los riesgos y los resultados esperados.
2. Escucha activa :
   - **Concédale tiempo**: Deje que el paciente se exprese sin cortarle ni precipitarse.
   - **Reformular**: Repetir con sus propias palabras para asegurarse de que entiende las preocupaciones o los síntomas descritos.
   - **Empatía**: Mostrar comprensión y compasión por las emociones y preocupaciones del paciente.
3. Métodos de enseñanza adaptados :
   - **Explicación clara**: utilice un lenguaje sencillo y evite la jerga médica para explicar diagnósticos, procedimientos o tratamientos.
   - **Ayudas visuales**: Utilice diagramas, imágenes o modelos para facilitar la comprensión de las explicaciones.
   - **Demostración**: Muestre lo que hay que hacer, por ejemplo, cómo utilizar un spray nasal o cómo realizar ejercicios de logopedia.
4. Fomentar la autogestión :
   - **Educación terapéutica**: Enseñar a los pacientes a controlar su enfermedad, reconocer los signos de empeoramiento y cuándo buscar ayuda.

- **Empoderamiento**: Animar a los pacientes a asumir un papel activo en su propia atención y decisiones médicas.
5. Gestionar las emociones :
  - **Reconocer la ansiedad**: Ciertos diagnósticos o procedimientos pueden provocar ansiedad. Reconocer esta ansiedad y sugerir estrategias para manejarla es esencial.
  - **Apoyo emocional**: Estar disponible para hablar, tranquilizar y, si es necesario, remitir a especialistas como psicólogos.
6. Retroalimentación y mejora continua :
  - **Comentarios de los pacientes**: Invite a los pacientes a compartir sus impresiones sobre la relación y la atención que han recibido.
  - **Formación continua**: Las enfermeras deben asistir regularmente a cursos de formación en comunicación médica para mejorar sus habilidades interpersonales.

La relación paciente-enfermera en Otorrinolaringología no es sólo transaccional; es profundamente humana. Escuchando y enseñando, las enfermeras desempeñan un papel esencial en el apoyo a los pacientes, garantizando su bienestar y asegurando el éxito de sus cuidados. Al cultivar esta relación con esmero y profesionalidad, las enfermeras contribuyen en gran medida a la calidad de la atención otorrinolaringológica.

Capítulo 5

TÉCNICAS Y HABILIDADES ESPECÍFICAS

Pruebas audiológicas :
audiogramas y timpanogramas

La audición es un sentido complejo que requiere una evaluación detallada para comprender cualquier disfunción. En el campo de la otorrinolaringología, los exámenes audiológicos son esenciales para detectar, cuantificar y calificar la pérdida de audición o las anomalías del oído medio. Los audiogramas y timpanogramas son dos de las pruebas más importantes.

1. Audiograma: cartografía auditiva
   - **Principio**: El audiograma evalúa la capacidad de una persona para percibir sonidos de diferentes frecuencias (de graves a agudos) e intensidades (de suaves a fuertes).
   - **Procedimiento**: El paciente se coloca en una cabina insonorizada y lleva auriculares. Se reproducen sonidos de diferentes intensidades y frecuencias. Se les pide que hagan una señal cada vez que oigan un sonido.
   - **Resultados**: El audiograma se representa en forma de gráfico, donde el eje horizontal representa las frecuencias y el vertical las intensidades. La curva obtenida ofrece una imagen clara de la audición del paciente: normal, conductiva, neurosensorial o mixta.
2. Timpanograma : El barómetro del oído medio
   - **Principio**: El timpanograma mide la movilidad del tímpano en respuesta a las variaciones de presión en el conducto auditivo externo. Esto permite evaluar el funcionamiento del oído medio.
   - **Procedimiento**: Se coloca una boquilla en la entrada del conducto auditivo. Genera un sonido mientras varía la presión. El aparato mide la cantidad de sonido reflejado por el tímpano a diferentes presiones.

- **Resultados**: El timpanograma también se representa en forma de gráfico, con la presión en el eje horizontal y la complacencia (movilidad) del tímpano en el eje vertical. Según la forma de la curva, podemos deducir si el oído medio es normal, si hay líquido detrás del tímpano o si existe una disfunción de la trompa de Eustaquio, entre otras cosas.

3. Importancia diagnóstica
- **Audiograma**: Se utiliza para distinguir entre los distintos tipos de pérdida auditiva (conductiva, neurosensorial o mixta) y para evaluar el grado (leve, moderada, grave, profunda).
- **Timpanograma**: Es crucial para diagnosticar afecciones como la otitis serosa, el derrame detrás del tímpano, la perforación timpánica o los problemas osiculares.

4. Otros exámenes

Una vez realizadas e interpretadas estas pruebas, se diseña una estrategia de tratamiento. Ésta puede ir desde una simple vigilancia hasta la prescripción de audífonos o incluso la cirugía, dependiendo de la causa subyacente.

Los audiogramas y timpanogramas son herramientas de diagnóstico esenciales en otorrinolaringología. Permiten evaluar con precisión la audición y la función del oído medio, proporcionando las claves para un tratamiento adecuado y eficaz. Para los enfermeros especializados en Otorrinolaringología, comprender estas pruebas y sus implicaciones supone una importante contribución al cuidado del paciente y a la educación terapéutica.

Endoscopias nasales y laríngeas

La endoscopia es una técnica utilizada para visualizar el interior de un órgano o cavidad mediante un instrumento denominado endoscopio. En otorrinolaringología (Otorrinolaringología), la endoscopia nasal y laríngea desempeña un papel predominante en el diagnóstico, el seguimiento y, a veces, el tratamiento de muchas afecciones.

1. El endoscopio: el ojo del médico
   - **Composición**: Se trata de un tubo flexible o rígido con una fuente de luz y una cámara en el extremo.
   - **Cómo funciona**: La imagen captada por el endoscopio se transmite a una pantalla, lo que permite al profesional ver en tiempo real y con todo detalle el interior del tracto examinado.
2. Endoscopia nasal: Exploración de la nariz
   - **Indicaciones**: Este examen se realiza generalmente para explorar las fosas nasales en caso de síntomas como obstrucción nasal, hemorragia, secreción nasal anormal, dolor o sospecha de cuerpo extraño.
   - **Procedimiento**: Tras aplicar anestesia local mediante un aerosol, se introduce suavemente el endoscopio en cada orificio nasal. Esto permite al profesional inspeccionar el tabique nasal, los cornetes, el meato medio y las aberturas sinusales.
3. Endoscopia laríngea : Encuentro con la laringe
   - **Indicaciones**: Recomendado para síntomas como tos crónica, sensación de cuerpo extraño, dolor, cambios en la voz o sospecha de lesiones o tumores laríngeos.
   - **Procedimiento**: Tras aplicar anestesia local, se introduce el endoscopio por la nariz o directamente en la boca para visualizar la faringe y la laringe, lo que permite examinar las cuerdas vocales, los ventrículos y otras estructuras de la laringe.

4. Interpretación y seguimiento
- **Hallazgos**: Estos exámenes pueden revelar anomalías como pólipos, quistes, tumores, inflamaciones, desviaciones del tabique nasal o cuerpos extraños.
- **Biopsias**: En caso de hallazgo sospechoso, se pueden utilizar instrumentos adecuados para tomar muestras para su análisis histológico.
- **Con fines terapéuticos**: Las endoscopias también pueden utilizarse con fines terapéuticos, por ejemplo para extirpar un pólipo o un cuerpo extraño, o para realizar procedimientos bajo control visual directo.

5. El papel de la enfermera
- **Preparación del paciente**: Explicar el procedimiento, tranquilizar al paciente, comprobar que no existen contraindicaciones y administrar anestésicos locales.
- **Asistencia**: Durante el examen, la enfermera puede asistir al médico pasándole los instrumentos necesarios o ayudándole a manejar el equipo endoscópico.
- **Seguimiento posterior al examen**: asegurarse de que el paciente se está recuperando bien, aconsejarle sobre lo que debe hacer a continuación y planificar citas de seguimiento o futuras intervenciones.

La endoscopia nasal y laríngea es una ventana inestimable al interior de las vías respiratorias superiores, que ofrece a los otorrinolaringólogos una imagen clara y detallada con la que realizar un diagnóstico o llevar a cabo un tratamiento. Para el personal de enfermería, comprender este examen y participar activamente en su realización es un eslabón esencial en la cadena asistencial de la Otorrinolaringología.

Cuidados postoperatorios específicos: traqueotomía, cirugía de amígdalas, etc.

Tras una intervención quirúrgica, los cuidados postoperatorios desempeñan un papel fundamental para garantizar que los pacientes se recuperen lo mejor posible. En Otorrinolaringología, ciertas operaciones, como la traqueotomía o la cirugía de amígdalas, requieren una atención especial. He aquí un resumen de estos cuidados específicos.

1. Traqueostomía: cuando la respiración toma una vía diferente
  - **Definición**: Una traqueotomía es una incisión quirúrgica realizada en la tráquea para insertar una cánula que permita la respiración directa.
  - Cuidados postoperatorios :
    - Monitorización de las constantes vitales, en particular la saturación de oxígeno.
    - Mantenimiento y limpieza de la cánula.
    - Cuidado del estoma (orificio creado).
    - Vigilancia para detectar signos de infección o complicaciones.
    - Rehabilitación respiratoria y educación del paciente en comunicación no verbal.

2. Cirugía de las amígdalas: adiós a los guardianes de la faringe
  - **Definición**: La amigdalectomía consiste en la extirpación de las amígdalas palatinas, a menudo debido a una infección crónica o a una hipertrofia.
  - Cuidados postoperatorios :
    - Control del sangrado, un signo de hemorragia postoperatoria.
    - Tratamiento del dolor, que puede ser intenso y persistente.
    - Fomente la hidratación al tiempo que evita los alimentos calientes o irritantes.

- Controlar la fiebre o los signos de infección.

3. Otras intervenciones y sus características específicas

- **Cirugía de los senos nasales**: Cuide la cavidad nasal, evite sonarse la nariz enérgicamente, utilice aerosoles salinos.
- **Cirugía del oído**: Evite el agua en el oído, vigile si hay secreciones o hemorragias y asegúrese un seguimiento audiológico.
- **Laringectomía** (extirpación de la laringe): Educación en la nueva forma de hablar, cuidados del estoma, rehabilitación respiratoria.

4. Papel central de la enfermera

- **Evaluación continua**: Las enfermeras deben evaluar constantemente el estado del paciente, controlar sus constantes vitales y detectar signos de complicaciones.
- **Educación del paciente**: informar a los pacientes y a sus familias sobre los cuidados a domicilio, el tratamiento del dolor y los signos de alarma.
- **Apoyo emocional**: Una operación, aunque sea "menor", puede ser fuente de ansiedad. La escucha y el apoyo son esenciales para tranquilizar al paciente.
- **Coordinación de los cuidados**: Trabajar con el equipo asistencial (médicos, fisioterapeutas, logopedas) para garantizar un plan de cuidados integral.

Los cuidados postoperatorios de Otorrinolaringología requieren un conocimiento profundo de los procedimientos y de las posibles complicaciones. El papel central de la enfermera es garantizar unos cuidados seguros y adecuados, asegurando el bienestar del paciente y una recuperación óptima.

Tratamiento del dolor en Otorrinolaringología

El dolor en otorrinolaringología puede ser consecuencia de una enfermedad, una intervención quirúrgica o un traumatismo. Su tratamiento requiere un enfoque multidimensional para garantizar la comodidad del paciente y favorecer su recuperación. He aquí una visión general del tratamiento del dolor específico de la especialidad de Otorrinolaringología.

1. Entender el dolor otorrinolaringológico
   - **Una variedad de causas**: Existen muchas fuentes diferentes de dolor otorrinolaringológico, como las infecciones de oído, la sinusitis, la cirugía de amígdalas y la cirugía de cabeza y cuello.
   - **Características**: El dolor puede ser agudo o crónico, sordo, pulsátil, irradiado o localizado.
2. Evaluación del dolor
   - **Escalas de dolor**: Uso de escalas verbales, numéricas o visuales para cuantificar el dolor y controlar su evolución.
   - **Comunicación**: Anime a los pacientes a describir su dolor, sus desencadenantes, su duración y lo que lo alivia.
3. Enfoques farmacológicos
   - **Analgésicos**: Paracetamol, antiinflamatorios no esteroideos (AINE) u opiáceos, según la gravedad del dolor.
   - **Antibióticos**: Para infecciones como la otitis o la sinusitis.
   - **Tratamientos tópicos**: aerosoles, geles o soluciones para el dolor localizado, como después de una intervención quirúrgica nasal.
   - **Coanalgesia**: Uso combinado de diferentes fármacos para maximizar el alivio.

4. Enfoques no farmacológicos
- **Calor o frío**: se aplican localmente para aliviar ciertos tipos de dolor.
- **Fisioterapia**: técnicas de movilización o masaje para el dolor de cuello o el dolor postoperatorio.
- **Técnicas de relajación y respiración**: Ayudan a reducir la tensión y la percepción del dolor.
- **Apoyo psicológico**: Hablar de su dolor y ser escuchado y apoyado puede reducir el dolor que siente.

5. Anticipación y prevención
- **Educación del paciente**: Informar a los pacientes sobre las posibles fuentes de dolor y las formas de prevenirlo.
- **Medicación previa**: En algunos casos, pueden administrarse analgésicos antes de una operación para reducir el dolor postoperatorio.

6. El papel esencial de la enfermera
- **Seguimiento**: Observe regularmente al paciente, evalúe el dolor y ajuste el tratamiento en consecuencia.
- **Escuchar y tranquilizar**: El enfoque humano y empático de la enfermera es un factor clave en el tratamiento del dolor.
- **Enlace con el equipo sanitario**: Trabajar con médicos, farmacéuticos y otros profesionales para proporcionar una atención integral.

El tratamiento del dolor en Otorrinolaringología es un reto que requiere habilidad, escucha y adaptabilidad. Cada paciente es único, y también lo es su dolor. Así que el enfoque debe ser individualizado, combinando métodos probados con auténtica humanidad para garantizar un alivio óptimo y una calidad de vida preservada.

Capítulo 6

COMUNICACIÓN Y EDUCACIÓN DEL PACIENTE

Explicar un diagnóstico
o una intervención

Explicar un diagnóstico o un procedimiento médico, sobre todo en una especialidad tan compleja como la otorrinolaringología (Otorrinolaringología), es una tarea crucial. Es un paso que no sólo informa a los pacientes, sino que también les tranquiliza, les prepara y obtiene su consentimiento informado. He aquí un enfoque metódico para explicar estos aspectos médicos con claridad y empatía.

1. Elegir el momento y el lugar adecuados
   * **Entorno tranquilo**: Asegúrese de que el lugar es propicio para la conversación, libre de distracciones y ruidos.
   * **Momento adecuado**: Elija un momento en el que el paciente esté receptivo y no demasiado cansado o estresado.
2. Establezca una conexión
   * **Empatía**: Póngase en el lugar del paciente. Un diagnóstico o un procedimiento pueden ser fuente de ansiedad o confusión.
   * **Lenguaje corporal**: Adopte una postura abierta, mantenga el contacto visual y evite cruzar los brazos.
3. Utilice un lenguaje claro y accesible
   * **Evite la jerga médica**: sustituya los términos técnicos por palabras sencillas, o explíquelas con detalle si es necesario.
   * **Analogías y metáforas**: A veces una simple comparación puede facilitar la comprensión de un concepto complejo.
4. Proporcione información completa pero no abrumadora
   * **Paso a paso**: Empiece con el diagnóstico, luego explique las implicaciones, seguidas de las opciones de tratamiento o intervención.

- **Ayudas visuales**: Utilice diagramas, modelos o vídeos para ilustrar.

5. Fomentar las preguntas
- **Haga** pausas **y compruebe**: haga pausas regulares y pregunte al paciente si tiene alguna duda o preocupación.
- **Valide la comprensión**: Pídales que reformulen lo que han entendido con sus propias palabras.

6. Tranquilidad y apoyo
- **Honestidad**: Si existen complicaciones o riesgos, sea transparente y tranquilizador sobre las precauciones tomadas.
- **Apoyo emocional**: Consuele al paciente y asegúrele que usted y su equipo están disponibles.

7. Concluya y fije los próximos pasos
- **Resumen**: Resuma los puntos clave de la discusión.
- **Documentación**: Proporcione folletos u hojas informativas para su posterior revisión.

8. Documente la conversación
- **Notas médicas**: Anote los puntos clave de la conversación en el expediente médico, incluido el consentimiento informado si es necesario.

Explicar un diagnóstico o un procedimiento otorrinolaringológico es una gran responsabilidad. Una comunicación clara, empática y centrada en el paciente es esencial para garantizar su confianza, comprensión y cooperación a lo largo de toda su atención.

Consejos prácticos sobre prevención Trastornos Otorrinolaringología

Los trastornos otorrinolaringológicos son frecuentes y afectan a los oídos, la nariz y la garganta. Aunque algunos de ellos son inevitables, existen muchas medidas preventivas que pueden adoptarse para reducir su incidencia. He aquí una serie de consejos prácticos para ayudar a prevenir estos trastornos.

1. Protéjase los oídos :
   - **Reduzca el volumen**: Escuche la música a un volumen moderado, especialmente si utiliza auriculares de botón.
   - **Tapones para los oídos**: Utilícelos en entornos ruidosos, como conciertos u obras de construcción.
   - **Evite los bastoncillos de algodón**: pueden empujar el cerumen más profundamente y dañar el tímpano.

2. Cuide su nariz:
   - **Higiene**: Lávese las manos con regularidad para evitar la propagación de la infección.
   - **Humidificación**: Si el aire es seco, utilice un humidificador para evitar que se sequen las mucosas nasales.
   - **Alergias**: Si es alérgico, tome medidas para reducir su exposición a los alérgenos (polen, ácaros del polvo).

3. Mantenga su garganta sana:
   - **Manténgase hidratado**: Beba mucha agua para mantener hidratadas las membranas mucosas.
   - **Evite el tabaco y el alcohol**: pueden irritar la garganta y aumentar el riesgo de cáncer.
   - **Descanse la voz**: Evite gritar o hablar en voz alta durante periodos prolongados.

4. Dieta y estilo de vida :
   - **Dieta equilibrada**: Una buena nutrición refuerza el sistema inmunológico.
   - **Ejercicio**: La actividad física regular refuerza la inmunidad.
   - **Duerma**: Duerma lo suficiente para permitir que su cuerpo se regenere.

5. Vacunación :

- **Gripe y neumococo**: Estas vacunas pueden prevenir ciertas infecciones Otorrinolaringología.

6. Evite los irritantes:

- **Contaminación y humo**: Manténgase alejado de fuentes de contaminación, como el humo de los cigarrillos o los gases de escape.

7. Consulte regularmente :

- **Visitas regulares al otorrinolaringólogo**: Las revisiones periódicas pueden ayudar a detectar y tratar los problemas antes de que empeoren.

8. Educación :

- **Conozca los primeros signos**: Reconocer los primeros síntomas de una afección otorrinolaringológica significa que puede intervenir rápidamente.

La prevención suele ser la mejor medicina. Adoptando un estilo de vida saludable, prestando atención a los primeros signos y consultando regularmente a su médico, puede reducir el riesgo de padecer problemas otorrinolaringológicos y disfrutar de una mejor calidad de vida en cuanto a audición, respiración y habla.

Garantizar una transición eficaz para pacientes ambulatorios

La transición del paciente, en particular en un entorno ambulatorio, es una etapa crucial en la vía asistencial. Una transición satisfactoria garantiza la continuidad de los cuidados, reduce el riesgo de complicaciones y aumenta la satisfacción del paciente. He aquí cómo garantizar una transición segura y eficaz.

1. Evaluación inicial y comunicación :
   - **Historial médico**: Asegúrese de que dispone de un historial médico completo del paciente, incluidos medicamentos, alergias y enfermedades preexistentes.
   - **Discusión abierta**: Hable con el paciente y su familia sobre sus expectativas, preocupaciones y necesidades específicas.
2. Planificación anticipada :
   - **Citas**: Programe las citas de seguimiento antes de que el paciente reciba el alta y confirme que son compatibles con la agenda del paciente.
   - **Coordinación interdisciplinar**: Implique a todos los profesionales sanitarios implicados, como fisioterapeutas, dietistas y trabajadores sociales.
3. Educación y capacitación del paciente :
   - **Información clara**: Proporcione instrucciones sencillas por escrito sobre los cuidados posthospitalarios, la medicación, la nutrición y la actividad física.
   - **Formación práctica**: Si el paciente tiene que utilizar un equipo específico (por ejemplo, un aparato respiratorio), asegúrese de que recibe la formación adecuada.
4. Transferencia de información :
   - **Historial médico**: Asegúrese de que el médico o especialista que le atienda reciba un informe completo que incluya los resultados de las pruebas, las intervenciones realizadas y las recomendaciones.
   - **Medicación**: Asegúrese de que las recetas están escritas con claridad y de que se suministra la medicación necesaria.
5. Seguimiento posterior a la transición :
   - **Llamadas de seguimiento**: Organice llamadas telefónicas para comprobar el estado del paciente, responder a cualquier pregunta y asegurarse de que sigue las instrucciones.

- **Telemedicina**: Utilice herramientas de telemedicina para consultas a distancia, especialmente si el paciente tiene dificultades para desplazarse.

6. Implicar a la familia y a los cuidadores :
  - **Apoyo en casa**: Asegúrese de que los familiares o cuidadores están informados y formados para ayudar al paciente en casa.
  - **Directrices claras**: Ofrezca instrucciones claras sobre a qué debe prestar atención y cuándo debe ponerse en contacto con un profesional sanitario.

7. Establecer un sistema de retroalimentación :
  - **Evaluaciones**: Anime a los pacientes a dar su opinión sobre el proceso de transición, lo que ayudará a identificar áreas de mejora.

Una transición eficaz para los pacientes ambulatorios requiere una planificación cuidadosa, una comunicación clara y una estrecha colaboración entre los profesionales sanitarios, los pacientes y sus familias. Al situar al paciente en el centro de este proceso, los equipos asistenciales pueden garantizar una experiencia positiva, una recuperación más rápida y unos resultados óptimos.

Capítulo 7

EQUIPAMIENTO
Y
TECNOLOGÍA
OTORRINOLARINGOLOGÍA

Herramientas de diagnóstico : del otoscopio al endoscopio flexible

El mundo de la otorrinolaringología es rico en instrumentos de diagnóstico que, aunque a veces parecen objetos de ciencia ficción, han revolucionado la forma en que los médicos detectan y tratan las dolencias. Desde el modesto otoscopio hasta el sofisticado endoscopio flexible, descubramos cómo estas herramientas han dado forma al diagnóstico otorrinolaringológico.

1. El otoscopio: el ojo en el oído
   - **Historia**: Desde los primeros modelos manuales hasta los modernos otoscopios digitales.
   - **Cómo funciona**: cómo visualiza esta herramienta el conducto auditivo externo y el tímpano.
   - **Aplicaciones**: Desde la detección de infecciones de oído hasta la búsqueda de cuerpos extraños.
2. El nasoscopio: el navegador nasal
   - **Introducción**: Descubrir los conductos secretos de la nariz.
   - **Visualización**: cómo esta herramienta proporciona una visión detallada de la cavidad nasal.
   - **Usos comunes**: Pólipos, hemorragias o desviaciones del tabique.
3. El laringoscopio: desentrañar el misterio de la garganta
   - **La aventura de la laringe**: cómo puede utilizarse este instrumento para examinar las cuerdas vocales.
   - **Tipos de laringoscopio** : Rígido frente a flexible, y cómo elegirlo.
   - **Aplicaciones**: Detectar nódulos, pólipos u otras anomalías vocales.
4. El endoscopio flexible: el camaleón del diagnóstico
   - **La revolución del diagnóstico**: cómo la endoscopia se ha vuelto menos invasiva y más precisa.

- **Tecnología y técnica**: la magia que se esconde tras su flexibilidad y capacidad de visualización.
- **Usos versátiles**: explore el oído, la nariz y la garganta con una sola herramienta.

5. Otras herramientas comunes de diagnóstico Otorrinolaringología
- **El timpanómetro**: Mide la movilidad del tímpano.
- **El audiómetro**: una prueba de audición exhaustiva.
- **El estroboscopio**: Observe la vibración de las cuerdas vocales en acción.

6. El futuro de las herramientas de diagnóstico Otorrinolaringología
- **Avances tecnológicos**: de la endoscopia virtual a la realidad aumentada.
- **Integración de datos**: cómo la inteligencia artificial podría complementar los diagnósticos.
- **Tendencias emergentes**: Lo que el mañana puede deparar a la especialidad.

Las herramientas de diagnóstico en otorrinolaringología han recorrido un largo camino desde sus orígenes, ofreciendo a los especialistas formas cada vez más precisas y menos invasivas de explorar y diagnosticar las patologías otorrinolaringológicas. Cada avance tecnológico en este campo promete no sólo un mejor diagnóstico, sino también una mejor experiencia para el paciente y una medicina más ilustrada para todos.

Tecnologías de intervención : láser, radiofrecuencia...

La otorrinolaringología, como muchas otras disciplinas médicas, se ha beneficiado de avances tecnológicos revolucionarios. Estas innovaciones se traducen en procedimientos menos invasivos, tiempos de recuperación más cortos y mejores resultados para los pacientes. Embarquémonos en un fascinante viaje a través de las tecnologías que están redefiniendo la cirugía Otorrinolaringología.

1. Láseres en Otorrinolaringología: precisión a la velocidad de la luz

- **Fundamentos**: ¿Cómo funcionan los láseres y por qué son tan eficaces?
- **Tipos de láser**: Desde el láser de CO_2 hasta el láser KTP, una gama para cada necesidad.
- **Principales aplicaciones**: tratamiento de papilomas, cirugía de las cuerdas vocales, extirpación de tumores, etc.

2. Radiofrecuencia: el calor suave que cura

- **Comprender la radiofrecuencia:** conversiones de energía y mecanismos de acción.
- **Ventajas**: menor pérdida de sangre, recuperación rápida, dolor mínimo.
- **Usos comunes**: Reducción del tejido nasal, tratamiento de la apnea del sueño, extirpación de tumores...

3. Cirugía asistida por robot

- **Los brazos mecánicos entran en escena**: ventajas de la robótica en la cirugía Otorrinolaringología.
- **Mayor precisión**: operaciones delicadas hechas posibles.
- **Aplicaciones**: Cirugía de la base del cráneo, tumores de garganta, cirugía tiroidea, etc.

4. Endoscopia asistida por ordenador

- **Cartografía digital**: fusión de imágenes para una navegación óptima.
- **Aplicaciones**: Sinusitis crónica, tumores sinusales, aproximación a zonas de difícil acceso.

5. Técnicas de implantación coclear

- **Restaurar la audición**: cómo la tecnología puede devolver el sentido perdido.

- **Innovaciones** : Desde el primer implante coclear hasta los dispositivos de vanguardia actuales.

6. Microscopía y nanotecnología
- **Viaje a la escala microscópica**: cómo las pequeñas innovaciones generan grandes impactos.
- **Aplicaciones**: Tratamiento dirigido, liberación controlada de fármacos, detección precoz de patologías, etc.

La fusión de medicina y tecnología en otorrinolaringología está abriendo un mundo de posibilidades para el tratamiento de las afecciones Otorrinolaringología. Lejos de sustituir al otorrinolaringólogo, estos avances le capacitan para ofrecer una atención más segura y eficaz, mejor adaptada a las necesidades individuales de cada paciente. La línea entre lo que antes se consideraba ciencia ficción y la realidad clínica actual es cada vez más difusa, lo que augura un futuro aún más brillante para este campo.

Innovaciones recientes y futuras: telemedicina, cirugía asistida por robot...

La otorrinolaringología, como el resto del mundo médico, está en constante evolución. Los nuevos avances prometen ampliar los límites de lo que creíamos posible, al tiempo que mejoran la calidad de la atención, la eficacia del tratamiento y la experiencia del paciente. Echemos un vistazo a las innovaciones que están configurando y seguirán configurando el panorama de la otorrinolaringología.

1. Telemedicina: hacer accesible la Otorrinolaringología desde cualquier lugar
- **¿De qué se trata?** Introducción a la medicina a distancia.

- **Aplicaciones Otorrinolaringología**: consultas, seguimiento postoperatorio, evaluaciones auditivas, etc.
- **Ventajas y dificultades**: Mayor accesibilidad frente a la posible pérdida de un examen clínico detallado.

2. Cirugía asistida por robot: cuando la tecnología amplifica la mano del cirujano
- **Antecedentes**: ¿Cómo entró la robótica en el quirófano?
- **Ventajas**: Precisión, acceso a zonas difíciles, menos fatiga para el cirujano.
- **Aplicaciones Otorrinolaringología específicas**: cirugía de la base del cráneo, cirugía de las cuerdas vocales, etc.

3. Realidad aumentada y realidad virtual: una nueva forma de navegar en cirugía
- **Visión de un mundo superpuesto**: Cómo la RA y la RV cambian la percepción en cirugía.
- **Aplicaciones Otorrinolaringología**: formación, planificación quirúrgica, ayuda a la navegación durante la cirugía.

4. Inteligencia artificial y aprendizaje automático
- **La máquina que "aprende"**: Introducción a la IA y al aprendizaje automático.
- **Aplicaciones Otorrinolaringología**: Diagnóstico asistido, análisis de imágenes médicas, predicción de resultados quirúrgicos.

5. Impresión 3D Otorrinolaringología: bioimpresión
- **Modelado de la anatomía**: cómo se utiliza la tecnología de impresión en 3D para crear modelos anatómicos.
- **Prótesis e implantes**: Fabricación de dispositivos a medida para pacientes.
- **El futuro de la bioimpresión**: ¿es posible crear tejido Otorrinolaringología vivo?

6. Terapias génicas y celulares
- **Escribiendo el código de la vida**: cómo las terapias génicas pretenden tratar las enfermedades en su raíz.
- **Aplicaciones Otorrinolaringología**: Tratamiento de la sordera genética, tumores, enfermedades inflamatorias, etc.

Aunque la otorrinolaringología se basa en siglos de experiencia médica, también mira al futuro con optimismo, incorporando tecnologías de vanguardia para mejorar la atención al paciente. Al acercar la ciencia ficción a la realidad clínica, estas innovaciones refuerzan la promesa de un futuro en el que las enfermedades otorrinolaringológicas puedan tratarse con una eficacia y precisión sin precedentes. Sólo el tiempo dirá adónde nos llevarán estos avances, pero el futuro parece brillante.

Capítulo 8

GESTIÓN DE CASOS COMPLEJOS

Pacientes pediátricos Otorrinolaringología: características específicas y retos

Tratar a niños en Otorrinolaringología es un mundo aparte. Aunque los principios fundamentales de la Otorrinolaringología siguen siendo los mismos, trabajar con pacientes pediátricos requiere una sensibilidad, una paciencia y un enfoque especiales. Los niños no son simplemente "adultos en miniatura"; tratarlos presenta retos únicos, pero también momentos de pura alegría.

1. Anatomía y fisiología pediátricas
   - **Diferencias que cuentan**: ¿En qué se diferencia la anatomía Otorrinolaringología de los niños de la de los adultos?
   - **Crecimiento y desarrollo**: Siga el desarrollo del oído, la nariz y la garganta a medida que el niño crece.
2. Afecciones otorrinolaringológicas comunes en niños
   - **Infecciones de oído recurrentes**: ¿Por qué son tan frecuentes en los jóvenes?
   - **Amígdalas y adenoides agrandadas**: ronquidos, pausas en la respiración e intervenciones.
   - **Cuerpos extraños**: Desde perlas en la nariz hasta juguetitos en el oído.
3. Comunicación y enfoque clínico
   - **Hablar con los niños**: adaptar el lenguaje y las explicaciones a su nivel.
   - **Crear un entorno tranquilizador**: Haga de la consulta una experiencia positiva.
   - **Retos de diagnóstico**: cuando fallan las palabras, ¿cómo detectar el problema?
4. Cirugía en pacientes pequeños
   - **Anestesia pediátrica**: particularidades y preocupaciones para los más pequeños.

- **Cirugía de rutina**: Colocación de drenajes transtimpánicos, adenoidectomía, amigdalectomía, etc.
- **Recuperación y cuidados posteriores**: ¿Cómo puede garantizar una recuperación sin problemas y tranquilizar a padres e hijos?

5. Desafíos psicológicos y emocionales
- **Miedos y ansiedad**: cómo abordar la ansiedad quirúrgica y las preocupaciones de los niños.
- **Trabajar con los padres**: Socios esenciales en el cuidado, pero a veces fuente de ansiedad adicional.
- **Apoyo emocional**: el papel crucial de la enfermera y el equipo médico.

6. Innovaciones e investigación en Otorrinolaringología pediátrica
- **Nuevos tratamientos**: De los antibióticos a los procedimientos menos invasivos.
- **Tecnología adaptada a los niños**: Audífonos discretos, aplicaciones divertidas para la educación del paciente...

La otorrinolaringología pediátrica es una delicada mezcla de arte y ciencia, en la que comprender las necesidades especiales de los niños es tan crucial como la destreza médica. Los niños arrojan una luz única sobre el mundo de la otorrinolaringología, recordando constantemente a los profesionales por qué han elegido este camino: tratar, tranquilizar y ofrecer un futuro saludable a cada pequeño paciente.

Gestión de pacientes con comorbilidades

La otorrinolaringología no siempre se desarrolla en un vacío médico. Los pacientes suelen acudir con una serie de afecciones médicas que pueden interactuar de forma inesperada con sus afecciones otorrinolaringológicas. La gestión de estas comorbilidades es un reto importante para la enfermera Otorrinolaringología, ya que requiere un profundo conocimiento de los distintos sistemas del organismo, la coordinación con otros especialistas y una comunicación eficaz con el paciente.

1. Comprender las comorbilidades: más allá de la Otorrinolaringología
  - **Definición e implicaciones**: ¿Qué son las comorbilidades y por qué son importantes?
  - **Interacciones sistémicas**: Cómo pueden influir distintas afecciones en la patología Otorrinolaringología.
2. Comorbilidades Otorrinolaringología comunes
  - **Diabetes**: efectos en la cicatrización de heridas, riesgo de infección, implicaciones para la cirugía.
  - **Hipertensión**: implicaciones para la cirugía, interacciones farmacológicas.
  - **Asma y enfermedades pulmonares**: Consideraciones para la cirugía de las vías respiratorias, tratamiento postoperatorio.
3. Consideraciones farmacológicas
  - **Interacciones farmacológicas**: Cómo pueden interactuar los medicamentos Otorrinolaringología con otros tratamientos.
  - **Ajustes de la dosis**: Adaptación de los tratamientos en función de las necesidades específicas del paciente.
4. Coordinación de los cuidados
  - **Trabajo en equipo**: Trabajar con otros especialistas para proporcionar una atención holística.
  - **El papel fundamental de la enfermera**: garantizar la continuidad de los cuidados, actuar como puente entre especialidades, educar al paciente.
5. Educación y capacitación del paciente
  - **Comprender el panorama general**: ayudar a los pacientes a ver cómo interactúan sus afecciones.

- **Planificación proactiva**: animar a los pacientes a anticiparse y gestionar activamente sus afecciones.

6. Retos específicos de la Otorrinolaringología

- **Cirugía de alto riesgo**: Consideraciones para pacientes con comorbilidades cardiacas, pulmonares o metabólicas.
- **Tratamiento prolongado**: Gestión de las implicaciones a largo plazo de los tratamientos Otorrinolaringología en pacientes con comorbilidades.

7. Estudios de casos

- **Historias de éxito**: Cómo la atención integrada ha cambiado la vida de los pacientes.
- **Aprender de los retos**: Aprender de los casos en los que la gestión de las comorbilidades fue especialmente compleja.

El tratamiento de los pacientes Otorrinolaringología con comorbilidades es una danza delicada, que requiere una atención meticulosa a los detalles y una visión de conjunto. Es un recordatorio de que la Otorrinolaringología, como cualquier especialidad médica, no puede aislarse del resto del cuerpo ni de la experiencia del paciente. En esta complejidad reside una oportunidad: la de proporcionar una atención verdaderamente integrada y centrada en el paciente que tenga en cuenta la riqueza de su experiencia médica y humana.

Otorrinolaringología y trastornos asociados : reflujo gastroesofágico, alergias...

La otorrinolaringología, aunque estrechamente centrada en los oídos, la nariz y la garganta, se encuentra a menudo en la encrucijada con otras especialidades médicas.

Afecciones aparentemente no relacionadas, como el reflujo gastroesofágico o las alergias, pueden tener un profundo impacto en el mundo de la otorrinolaringología, dando lugar a un sinfín de síntomas y complicaciones.

1. Enfermedad por reflujo gastroesofágico (ERGE): el vínculo inesperado
- **Comprender la ERGE**: los fundamentos del reflujo y su impacto en el organismo.
- **ERGE y garganta**: Síntomas laringofaríngeos, sensación de nudo, tos crónica y alteración de la voz.
- **Diagnóstico y tratamiento**: Identificación de la ERGE como causa subyacente de los síntomas Otorrinolaringología y opciones de tratamiento adecuadas.

2. Alergias : Algo más que un estornudo
- **Conceptos básicos sobre la alergia**: ¿Qué desencadena una reacción alérgica?
- **Impacto Otorrinolaringología**: Rinitis alérgica, otitis serosa, congestión nasal y alteraciones vocales.
- **Estrategias de tratamiento**: de la inmunoterapia a los antihistamínicos, encontrar el mejor enfoque.

3. Interacciones fisiopatológicas
- **Inflamación y edema**: Cómo la ERGE y las alergias pueden causar inflamación de los tejidos Otorrinolaringología.
- **Barreras mucosas**: El papel crucial de la mucosa en la protección frente a irritantes y alérgenos.

4. Consideraciones diagnósticas
- **Síntomas cruzados**: Discernir entre los síntomas de origen Otorrinolaringología y los derivados de alergias o ERGE.
- **Pruebas y evaluaciones**: Pruebas cutáneas, endoscopias y pH-metrías para obtener una imagen completa.

5. Enfoques terapéuticos
- **Medicamentos** : Inhibidores de la bomba de protones (IBP), antihistamínicos, corticosteroides y otros.
- **Terapias alternativas**: Enfoques dietéticos, modificaciones del estilo de vida y soluciones naturales.
- **Intervenciones quirúrgicas**: Casos en los que la cirugía puede ser beneficiosa.

6. Educación y prevención
- **Consejos para los pacientes**: Cómo evitar los desencadenantes habituales y controlar los síntomas.
- **Vivir con trastornos asociados**: adoptar un enfoque proactivo para mejorar la calidad de vida.

Las afecciones otorrinolaringológicas nunca están aisladas; interactúan y se ven influidas por otros sistemas y afecciones del organismo. Al reconocer y tratar estas asociaciones, como la ERGE y las alergias, los otorrinolaringólogos pueden ofrecer una atención más holística, mejorando el bienestar general de sus pacientes.

Capítulo 9

FARMACOLOGÍA EN OTORRINOLARINGOLOGÍA

Medicamentos comúnmente recetados: antibióticos, corticoides, analgésicos, etc.

La medicación de las afecciones otorrinolaringológicas es un pilar esencial del tratamiento. Desde infecciones a inflamaciones, los profesionales sanitarios tienen a su disposición una amplia gama de medicamentos para tratar los distintos problemas. Conocer estos fármacos, su modo de acción, sus indicaciones y los efectos secundarios que puedan tener es esencial para garantizar un tratamiento seguro y eficaz.

1. Antibióticos: aliados contra la infección
   - **El mundo de las bacterias** : Los microorganismos que están detrás de muchas infecciones Otorrinolaringología.
   - **Elección del antibiótico adecuado**: selección del patógeno, espectro de acción y resistencia bacteriana.
   - **Algunos ejemplos comunes**: Amoxicilina, azitromicina, cefuroxima...
2. Corticoides: moduladores de la inflamación
   - **Principio de acción**: El papel de los corticoides en la modulación de la respuesta inflamatoria.
   - **Formulaciones Otorrinolaringología específicas**: aerosoles nasales, inhaladores y gotas para los oídos.
   - **Efectos secundarios y precauciones**: Vigilar la presión intraocular, riesgo de infección...
3. Analgésicos: control del dolor
   - **Tipos de analgésicos**: desde antipiréticos hasta opiáceos, una gama para cada nivel de dolor.
   - **Administración en Otorrinolaringología**: tratamiento del dolor postoperatorio, dolor de otitis, dolor de garganta, etc.

- **Precauciones y contraindicaciones**: Control de los efectos secundarios y de las interacciones medicamentosas.

4. Otros medicamentos Otorrinolaringología comunes

- **Descongestionantes**: Reducen la hinchazón y mejoran la respiración.
- **Antihistamínicos**: Combaten las alergias y sus síntomas Otorrinolaringología.
- **Fármacos antirreflujo**: Inhibidores de la bomba de protones (IBP) y antagonistas de los receptores H2 para la ERGE asociada a trastornos Otorrinolaringología.

5. Resistencia a los medicamentos : Un reto creciente

- **Aparición de cepas resistentes**: La importancia de una prescripción juiciosa.
- **Educación del paciente**: Respete la duración del tratamiento, evite la automedicación.

6. Aspectos prácticos de la farmacoterapia Otorrinolaringología

- **Administración de la medicación**: Técnicas, frecuencia y duración.
- **Evaluación de la eficacia**: ¿Cuándo debe revisarse el tratamiento?
- **Comunicación con el paciente**: explicar los efectos esperados, los posibles efectos secundarios y la importancia del cumplimiento.

La gama de medicamentos Otorrinolaringología es rica y variada, y responde a las necesidades específicas de las patologías de esta especialidad. Un uso juicioso, basado en un conocimiento profundo, garantiza una atención de calidad al tiempo que minimiza los riesgos asociados. La clave reside en un enfoque individualizado, que tenga en cuenta al paciente en su conjunto, y en una comunicación transparente para garantizar el mejor cumplimiento posible del tratamiento.

Efectos secundarios e interacciones medicamentosas para ver

La prescripción de fármacos en otorrinolaringología, como en otros campos de la medicina, no está exenta de desafíos. Además de buscar el tratamiento más eficaz, los profesionales sanitarios deben ser conscientes de los posibles efectos secundarios e interacciones de los fármacos, que pueden influir en el resultado clínico del paciente. Este capítulo pretende arrojar luz sobre estas zonas grises, para poder tratar a los pacientes con seguridad y eficacia.

1. Efectos secundarios: el arma de doble filo de la medicación
   - **Antibióticos**: problemas digestivos, infecciones fúngicas, reacciones alérgicas, cambios en la flora intestinal.
   - **Corticosteroides**: Fragilidad de la piel, aumento de la presión intraocular, trastornos metabólicos.
   - **Analgésicos**: riesgos renales y hepáticos, problemas digestivos, dependencia (para los opiáceos).
2. Interacciones entre medicamentos: cuando los medicamentos no se mezclan
   - **Antibióticos y anticoagulantes**: Riesgo de hemorragia.
   - **Descongestionantes y antihipertensivos**: Riesgo de hipertensión.
   - **Corticosteroides y antidiabéticos**: desequilibrio en los niveles de azúcar en sangre.
   - **Analgésicos y anticoagulantes**: Mayor riesgo de hemorragia gastrointestinal.
3. Reconocer los efectos indeseables
   - **Síntomas comunes**: Erupciones cutáneas, problemas digestivos, mareos.

- **Efectos graves**: Angioedema, dificultad respiratoria, toxicidad hepática.
- **Señales de alarma**: lo que los pacientes deben saber y cuándo buscar consejo.

4. Gestión de las interacciones farmacológicas
- **Revisión de la medicación**: Es importante conocer todos los medicamentos y suplementos que toma el paciente.
- **Software y bases de datos**: herramientas modernas para detectar posibles interacciones.

5. Responsabilidad del paciente
- **Educación y concienciación**: Informar a los pacientes sobre los riesgos y las señales de advertencia.
- **Cumplimiento terapéutico**: Respetar la dosis y la duración del tratamiento.

6. Estrategias de prevención
- **Prescripción inteligente**: Limitar el uso de antibióticos, optando por alternativas siempre que sea posible.
- **Comunicación interprofesional**: trabajar con otros profesionales sanitarios para proporcionar una atención integral.
- **Control regular**: Controles periódicos para garantizar que no se produzcan efectos indeseables.

Aunque los medicamentos ofrecen soluciones inestimables para controlar y tratar las afecciones otorrinolaringológicas, no están exentos de riesgos. Es esencial adoptar un enfoque equilibrado, que tenga en cuenta tanto la eficacia del tratamiento como los posibles efectos secundarios o interacciones. Combinando la experiencia clínica, la educación de los pacientes y las modernas herramientas tecnológicas, los profesionales de la Otorrinolaringología pueden optimizar la atención al tiempo que minimizan los riesgos.

Consejos para una administración segura y una educación eficaz del paciente

En el complejo panorama de la medicina, la administración segura de medicamentos y la educación del paciente son dos pilares fundamentales. Este capítulo explora cómo combinar la ciencia, el arte de la comunicación y la empatía para garantizar una atención óptima.

1. Administración segura: acción justa y precisa
   - **Triple control**: Garantizar que se administra el fármaco adecuado en la dosis correcta, al paciente adecuado, en el momento adecuado y por la vía adecuada.
   - **Técnicas de administración**: dominar las sutilezas de los aerosoles nasales, las gotas para los oídos, los inhaladores, etc.
   - **Prevención de errores**: conocimiento de los medicamentos de aspecto y nombre similares y aplicación de protocolos.
2. Escuchar activamente: comprender antes de actuar
   - **El arte de preguntar**: obtener del paciente un historial completo de medicación.
   - **Detección de signos no verbales**: El lenguaje corporal, una mina de información.
3. Educación del paciente : El poder de la información
   - **Explicaciones claras y concisas**: desmenuzar la jerga médica para facilitar su comprensión.
   - **Ayudas visuales**: Uso de diagramas, modelos y vídeos para facilitar la comprensión.
   - **Casos prácticos**: Administración simulada con el paciente para garantizar una técnica correcta.
4. Importancia de la supervisión
   - **Controles de planificación**: Garantizar la eficacia del tratamiento y la ausencia de efectos secundarios.

- **Líneas de comunicación abiertas**: Anime a los pacientes a informar de cualquier problema o preocupación.
5. La relación de confianza
   - **Empatía**: Ponerse en el lugar del paciente, comprender sus miedos y preocupaciones.
   - **Atención**: Creación de un entorno tranquilizador y sin prejuicios.
6. Retos específicos
   - **Pacientes ancianos**: Gestión de patologías múltiples, trastornos cognitivos y polifarmacia.
   - **Pacientes pediátricos**: adaptar la comunicación, tranquilizar, implicar a los padres.
   - **Barreras lingüísticas y culturales**: uso de intérpretes, respeto de las creencias y prácticas.
7. Herramientas digitales y material didáctico
   - **Aplicaciones móviles**: para recordatorios e información sobre medicamentos.
   - **Plataformas en línea**: seminarios web, tutoriales, foros de debate.

La administración segura de medicamentos y la educación de los pacientes en Otorrinolaringología, como en cualquier otro campo médico, son misiones de la máxima importancia. La clave de su éxito radica en combinar habilidades profesionales, comunicación eficaz y empatía. Situar a los pacientes en el centro de este enfoque no sólo garantiza su seguridad, sino que también les capacita para hacerse cargo de su propia salud.

Capítulo 10

PROCEDIMIENTOS DE URGENCIA OTORRINOLARINGOLOGÍA

Obstrucción de las vías respiratorias: reconocer e intervenir

La obstrucción de las vías respiratorias puede convertirse rápidamente en mortal si no se trata de forma adecuada e inmediata. Para la enfermera otorrinolaringóloga, el conocimiento de los signos de alarma y las técnicas de intervención es crucial. Este capítulo explora los mecanismos de la obstrucción, los signos de dificultad respiratoria y las medidas de urgencia que deben adoptarse.

1. Comprender las vías respiratorias
   - **Anatomía básica**: De la faringe a la tráquea.
   - **Mecanismos de obstrucción**: cuerpos extraños, edemas, espasmos, tumores, etc.
2. Reconocer las señales de alarma
   - **Signos visuales**: Cianosis (tez azulada), aumento del esfuerzo respiratorio, movimientos torácicos anormales.
   - **Signos auditivos**: estridor (sibilancias), tos ineficaz, silencio total.
   - **Comportamiento**: Pánico, agitación, incapacidad para hablar o toser.
3. Evaluación rápida
   - **Interrogatorio breve**: Determine la posible causa (comida reciente, antecedentes de enfermedad, etc.).
   - **Exploración física**: Evaluación del tórax, el cuello, la boca y la nariz.
4. Técnicas de intervención
   - **Maniobra de Heimlich**: Para adultos y niños mayores de un año.
   - Compresiones torácicas: Para bebés.
   - Aspiración de las vías respiratorias: En caso de obstrucción visible.

5. Casos específicos
- **Edema angioneurótico:** Reacción alérgica que provoca una rápida inflamación de las vías respiratorias.
- **Inhalación de cuerpos extraños:** Especialmente frecuente en niños pequeños.
- **Traumatismos:** Accidentes que pueden provocar hinchazón o hemorragias.

6. Gestión posterior a la intervención
- **Monitorización:** Asegurarse de que la vía aérea se mantiene abierta.
- **Oxigenoterapia:** Para garantizar una saturación de oxígeno adecuada.
- **Evaluación médica:** importancia de un chequeo tras cualquier episodio de obstrucción.

7. Prevención
- **Educación del paciente:** Coma despacio, evite hablar mientras come, corte los alimentos adecuadamente.
- **Sensibilización:** riesgos asociados a los juguetes para niños, peligros de los alimentos de alto riesgo como los cacahuetes o los caramelos duros.

8. Formación y competencias
- **Certificaciones:** RCP (reanimación cardiopulmonar) y formación en primeros auxilios.
- **Simulaciones y talleres:** Práctica regular para dominar las técnicas de intervención.

La obstrucción de las vías respiratorias puede producirse en cualquier lugar y en cualquier momento. Armados con conocimientos sólidos y habilidades prácticas, los profesionales sanitarios y las enfermeras Otorrinolaringología en particular pueden marcar la diferencia entre la vida y la muerte. La prevención, el reconocimiento rápido de los síntomas y una intervención eficaz son las claves para gestionar estas situaciones críticas.

Traumatismo de oído, nariz y garganta: primera respuesta

Los traumatismos de oído, nariz y garganta, aunque puedan parecer menos alarmantes que otras lesiones corporales, requieren una atención inmediata y especializada. Una respuesta rápida, unida a un conocimiento profundo de la anatomía y la fisiología de estas zonas, es esencial para minimizar las secuelas a largo plazo. Adentrémonos en el mundo de la atención inicial de estas lesiones.

1. Evaluación inicial
   * **Triaje**: Determine la gravedad y la prioridad.
   * **Signos vitales**: Asegúrese de que la respiración, el pulso y la presión sanguínea son estables.
2. Traumatismo de oído
   * **Heridas y laceraciones**: Limpieza, desinfección, sutura si es necesario.
   * **Cuerpos extraños**: técnicas de extracción.
   * **Trauma acústico**: Exposición a un ruido intenso y repentino.
   * **Barotraumatismo**: causado por cambios rápidos de presión.
3. Traumatismo nasal
   * **Fracturas nasales**: localización, reducción, inmovilización.
   * **Epistaxis (hemorragias nasales)**: Compresión, cauterización, taponamiento.
   * **Cuerpos extraños en las fosas nasales**: Técnicas de extracción sin causar más daños.
4. Traumatismo en la garganta
   * **Heridas y laceraciones**: Protección de las vías respiratorias, evaluación del riesgo para las estructuras vitales.

- **Quemaduras químicas o térmicas**: Aclarar, evaluar la gravedad, tratar las lesiones.
- **Cuerpos extraños en la garganta**: reconocimiento, extracción y prevención de la asfixia.

5. Técnicas específicas
- **La importancia del otoscopio**: Visualización del oído interno.
- **El uso de pinzas especiales**: Para la extracción delicada de cuerpos extraños.

6. Gestión del dolor
- **Analgésicos**: Elección en función de la gravedad y el tipo de traumatismo.
- **Técnicas no medicinales**: hielo, técnicas de relajación.

7. Consejos de seguimiento
- **Evite la manipulación**: No toque ni introduzca objetos en las zonas traumatizadas.
- **Vigilancia de los signos de infección**: fiebre, secreción, aumento del dolor.

8. Prevención de lesiones
- **Educación del paciente**: Riesgos asociados al uso de bastoncillos de algodón, peligros de los juguetes infantiles, prevención de ruidos fuertes.
- **Equipo de protección**: Cascos, tapones para los oídos en entornos ruidosos.

Los traumatismos de oído, nariz y garganta, aunque variados, tienen todos algo en común: la necesidad urgente de un tratamiento adecuado. Las enfermeras otorrinolaringólogas desempeñan un papel clave en esta respuesta inicial. Con su experiencia, no sólo pueden aliviar el dolor y las molestias, sino también prevenir futuras complicaciones. No obstante, la prevención sigue siendo el mejor remedio, lo que subraya la importancia de la educación pública sobre este tema.

Apoye reacciones alérgicas agudas

Como otorrinolaringólogos, los enfermeros se enfrentan regularmente a pacientes que presentan síntomas de alergia, desde reacciones leves a urgencias potencialmente mortales. Los conocimientos rápidos y expertos de los profesionales pueden marcar la diferencia entre la vida y la muerte.

1. Comprender las reacciones alérgicas
   - **La base inmunológica**: cómo reacciona nuestro cuerpo ante un alérgeno.
   - **Mastocitos e histamina**: los principales protagonistas de las reacciones alérgicas.
2. Síntomas otorrinolaringológicos comunes
   - **Rinorrea**: Secreción nasal clara y fluida.
   - Ráfagas de estornudos.
   - **Prurito nasal**: Picor nasal.
   - **Angioedema**: Hinchazón rápida de la piel, que puede afectar a la garganta y las vías respiratorias.
3. Anafilaxia: una emergencia potencialmente mortal
   - **Reconocer los signos**: dificultad para respirar, descenso de la tensión arterial, palidez, confusión.
   - **Acción rápida**: La importancia de la adrenalina y su administración.
4. Evaluación del paciente
   - **Pregunte por la exposición**: Identifique la causa potencial.
   - **Exploración física**: Compruebe la respiración, el color de la piel, la tensión arterial y el pulso.
5. Intervención inmediata
   - **Mantenga abiertas las vías respiratorias**: Posición lateral si es necesario.
   - **Administración de adrenalina**: Uso de un autoinyector en caso de anafilaxia.
   - **Antihistamínicos y corticosteroides**: Reducen los síntomas menos graves.

6. Seguimiento posterior a la reacción
- **Seguimiento**: Asegúrese de que los síntomas no reaparecen.
- **Educación del paciente**: cómo evitar la reexposición, uso del autoinyector.

7. Trabajar con alergólogos
- **Pruebas de alergia**: para identificar con precisión los alérgenos responsables.
- **Desensibilización: una** solución a largo plazo para algunos pacientes.

8. Prevención
- **Evite los alérgenos conocidos**: En función de las pruebas alérgicas.
- Tenga cerca un autoinyector de adrenalina: Para pacientes con riesgo de anafilaxia.
- **Infórmese**: conozca los nuevos tratamientos y la investigación sobre las alergias.

Las reacciones alérgicas agudas se encuentran entre las urgencias otorrinolaringológicas más frecuentes y potencialmente peligrosas. Un manejo rápido, eficaz y bien informado es crucial para garantizar la seguridad y el bienestar de los pacientes. La formación continua de enfermeras y pacientes es esencial para prevenir y gestionar estas situaciones.

Capítulo 11

CARACTERÍSTICAS ESPECIALES POBLACIONES ESPECIALES

Tratamiento Otorrinolaringología de los ancianos

Con el envejecimiento de la población, el tratamiento de los problemas Otorrinolaringología en los ancianos se ha convertido en un aspecto esencial de la medicina. Estos problemas, que a menudo se subestiman, pueden tener un gran impacto en la calidad de vida. Es vital tratar estas afecciones con sensibilidad, experiencia y un enfoque individualizado.

1. El envejecimiento y sus implicaciones para la Otorrinolaringología
- **Cambios anatómicos y fisiológicos**: Comprender cómo afecta el envejecimiento al oído, la nariz y la garganta.
- **Impacto psicosocial**: aislamiento debido a la pérdida de audición, frustración relacionada con los cambios.

2. Problemas auditivos
- **Presbiacusia:** Pérdida auditiva relacionada con la edad.
- **Acúfenos**: silbidos y zumbidos en los oídos.
- **Atención audiológica**: audífonos y terapias adaptadas.

3. Patologías de la nariz y los senos paranasales
- **Nariz seca**: causas y soluciones hidratantes.
- **Reducción del sentido del olfato (anosmia)**: Comprender y gestionar el impacto en la vida diaria.

4. Trastornos de la garganta y la voz
- **Disfonía**: cambios en la voz relacionados con la edad.
- **Disfagia**: dificultad para tragar y riesgo de aspiración.

5. Tumores de cabeza y cuello
- **Prevención y detección**: concienciación sobre los factores de riesgo y los signos de alerta.
- **Tratamiento y rehabilitación**: Cirugía, radioterapia y seguimiento.

6. Los medicamentos y las personas mayores
- **Fármacos ototóxicos**: fármacos que pueden afectar a la audición.
- **Interacciones medicamentosas**: Manejo de pacientes que toman múltiples medicamentos.

7. Consejos prácticos
- **Comunicación eficaz**: Consejos para comunicarse con una persona con dificultades auditivas.
- **Entorno seguro**: Prevención de caídas y otros accidentes en el hogar.

8. Colaboración con otras especialidades
- **Geriatría**: un enfoque global del envejecimiento.
- **Psicología**: Apoyo a la salud mental y el bienestar emocional.

9. Tecnología e innovación
- **Audífonos avanzados**: Dispositivos adaptados a las necesidades de las personas mayores.
- **Cirugía innovadora**: Menos invasiva, con tiempos de recuperación más cortos.

El cuidado Otorrinolaringología de los ancianos es una tarea delicada que requiere un enfoque integral e individualizado. La comprensión de los retos únicos a los que se enfrentan las personas mayores, combinada con unos conocimientos médicos de vanguardia, puede ayudar a mejorar significativamente su calidad de vida. Cada anciano merece una atención y unos cuidados adaptados a sus necesidades específicas, y el papel de la enfermera Otorrinolaringología es esencial en esta misión.

Particularidades Otorrinolaringología durante el embarazo

El embarazo es una época de profundos cambios, tanto físicos como emocionales. También puede ser fuente de sorpresas Otorrinolaringología. Aunque estos cambios suelen ser benignos, es esencial comprenderlos para poder atenderlos adecuadamente y tranquilizar a la futura madre.

1. Cambios hormonales
   - **Estrógenos y progesterona**: su influencia en el sistema Otorrinolaringología.
   - **Relajación de los tejidos**: Efectos de las hormonas relajantes en las vías respiratorias.
2. Cambios en el sistema respiratorio
   - **Aumento del volumen sanguíneo**: Efectos sobre la nariz y la garganta.
   - **Congestión nasal relacionada con el embarazo:** Una nariz que se bloquea constantemente durante el embarazo.
   - Epiglotitis y edema laríngeo: Raros, pero merece la pena conocerlos.
3. Problemas auditivos
   - **Cambios en la audición**: Cambios temporales relacionados con el embarazo.
   - **Acúfenos**: ¿Por qué los padecen algunas mujeres embarazadas?
4. Cambios de voz
   - **La voz de la futura madre**: ¿Por qué puede cambiar a veces?
   - **Precauciones que debe tomar**: consejos para proteger su voz.
5. Enfermedad por reflujo gastroesofágico
   - Sensación de quemazón en la garganta: Causas y soluciones.

- **Influencia del feto en crecimiento**: el bebé puede ejercer presión sobre el estómago.
6. Medicación y embarazo
   - **Qué es seguro y qué no**: cómo tratar las afecciones otorrinolaringológicas sin dañar al bebé.
   - **Vacunas**: ¿Cuáles se recomiendan y cuáles deben evitarse?
7. Consejos prácticos
   - **Dieta**: Alimentos que debe elegir y evitar para limitar los problemas de Otorrinolaringología.
   - **Sueño**: Consejos para dormir con congestión nasal.
8. ¿Cuándo debe consultar?
   - **Señales de alarma**: Reconocer los síntomas que requieren atención médica.
   - **Manejo de las urgencias otorrinolaringológicas durante el embarazo**: cómo garantizar la seguridad de la madre y el bebé.

El embarazo, con sus altibajos, puede acarrear su cuota de problemas Otorrinolaringología. Sin embargo, con una comprensión clara de los cambios que se están produciendo y el apoyo médico adecuado, estas pequeñas preocupaciones pueden gestionarse con éxito. Los otorrinolaringólogos tienen un papel crucial que desempeñar apoyando y tranquilizando a las futuras madres en cada etapa de esta aventura única.

Otorrinolaringología y poblaciones inmunocomprometidas

Las personas inmunodeprimidas, tanto si han nacido con un sistema inmunitario debilitado como si lo han adquirido con el tiempo como consecuencia de una enfermedad o un tratamiento médico, presentan retos únicos en otorrinolaringología. Su mayor susceptibilidad a las infecciones y otras complicaciones requiere una atención especial, una intervención precoz y cuidados personalizados.

1. Entender la inmunodepresión
   - **Causas innatas y adquiridas**: de la genética a los efectos secundarios del tratamiento.
   - **Implicaciones para el sistema Otorrinolaringología**: por qué estos pacientes corren más riesgo.

2. Infecciones Otorrinolaringología comunes
   - **Otitis, sinusitis y faringitis**: Síntomas, riesgos y tratamiento.
   - **Infecciones oportunistas**: Patógenos menos comunes, pero potencialmente graves para las personas inmunodeprimidas.

3. Tumores Otorrinolaringología
   - **Mayor riesgo de cáncer**: los vínculos entre la inmunodepresión y el desarrollo de tumores en la región Otorrinolaringología.
   - **Cuidados y seguimiento**: detección, tratamiento y prevención.

4. Cirugía y procedimientos Otorrinolaringología
   - **Preparación quirúrgica**: Evaluaciones preoperatorias específicas.
   - **Gestión postoperatoria**: Mayor vigilancia de las infecciones y complicaciones.

5. Fármacos Otorrinolaringología e interacciones
   - **Antibióticos y antivirales**: uso juicioso para evitar la resistencia.
   - **Vacunaciones**: Importancia y retos particulares para la población inmunocomprometida.

6. Colaboración interdisciplinar
   - **Trabajar con inmunólogos**: Un enfoque de colaboración para una atención integral.
   - Consultas con otras especialidades: garantizar una atención integral.

7. Consejos prácticos

- **Prevención de infecciones**: medidas de higiene y comportamiento.
- **Apoyo emocional**: Gestión del estrés y la ansiedad asociados a la enfermedad.

8. Innovaciones y avances

- **Terapias dirigidas**: Tratamiento específico de los trastornos Otorrinolaringología en pacientes inmunodeprimidos.
- **Investigación en curso**: esperanzas para el futuro.

El tratamiento Otorrinolaringología de las poblaciones inmunodeprimidas requiere no sólo una profunda experiencia médica, sino también sensibilidad y comprensión de los retos a los que se enfrentan a diario estos pacientes. Con un enfoque integral y colaborativo, los otorrinolaringólogos pueden contribuir significativamente a mejorar la calidad de vida y los resultados sanitarios de esta población vulnerable.

Capítulo 12

PREVENCIÓN EN OTORRINOLARINGOLOGÍA

Sensibilización sobre los riesgos laborales: ruido, productos químicos...

Muchas ocupaciones exponen a los trabajadores a riesgos específicos para el sistema otorrinolaringológico (Otorrinolaringología). Desde el ruido ensordecedor de la maquinaria hasta la inhalación de sustancias químicas peligrosas, es crucial comprender y protegerse de estos peligros para preservar la salud auditiva y respiratoria.

1. Los peligros del ruido
   - **Exposición profesional al ruido** : ¿A quién afecta? Desde los músicos hasta los trabajadores de las obras.
   - **Traumatismo sonoro**: cómo un exceso de sonido puede dañar el oído interno.
   - **Sordera profesional**: evolución, señales de alarma y prevención.
2. Productos químicos y toxinas
   - **Los peligros de la inhalación**: del polvo de madera a los humos tóxicos.
   - **Impacto en el sistema respiratorio**: Irritación, alergias y enfermedades crónicas.
   - **Efectos en el tracto vocal**: Cómo pueden afectar a la voz determinados productos.
3. Protección personal
   - **Cascos y protectores auditivos**: Elección, uso y cuidados.
   - **Mascarillas y equipos respiratorios**: Para protegerse contra la inhalación de sustancias peligrosas.
4. Legislación y normativa
   - **Normas sobre ruido y exposición química**: lo que dice la ley.
   - **Responsabilidades del empresario**: Medidas preventivas y formación.

5. Sensibilización y formación
- **Campañas de sensibilización**: la importancia de informar y educar.
- **Formación en la empresa**: cómo formar a los trabajadores sobre los riesgos y las medidas de protección.

6. Vigilancia médica
- **Revisiones periódicas**: Importancia de las revisiones otorrinolaringológicas.
- **Intervención precoz**: Cómo detectar y tratar precozmente los problemas para evitar complicaciones.

7. Innovación y tecnología
- **Nuevos equipos de protección**: innovaciones para mejorar la seguridad.
- **Tecnologías de reducción del ruido** : Máquinas más silenciosas y entornos de trabajo adaptados.

8. Testimonios y estudios de casos
- **Historias reales**: Los trabajadores comparten sus experiencias.
- **Lecciones aprendidas**: lo que estas historias nos enseñan para evitar futuras tragedias.

Concienciar sobre los riesgos laborales relacionados con la Otorrinolaringología es una necesidad absoluta para garantizar la salud y la seguridad de los trabajadores. Mediante una combinación de educación, prevención, legislación e innovación, es posible minimizar estos riesgos y garantizar que todos puedan realizar su trabajo sin poner en peligro su salud auditiva y respiratoria.

Educación higiene de oídos y nariz

Los oídos y la nariz son puertas de entrada para muchos agentes patógenos. También desempeñan un papel esencial en nuestra percepción sensorial. Sin embargo, las prácticas de higiene relativas a estos órganos suelen estar rodeadas de mitos y malos hábitos. En este capítulo, deconstruimos estas ideas preconcebidas y damos pautas claras para mantener una higiene óptima de oídos y nariz.

1. El oído y su anatomía
   - Estructura externa, media e interna: Comprender para cuidar mejor.
   - **Cera de los oídos**: Su papel protector y por qué no siempre es el enemigo.
2. Buenos y malos hábitos
   - **Bastoncillos de algodón**: Por qué no siempre son sus amigos.
   - **Limpieza excesiva**: cómo puede alterar el equilibrio del oído.
3. Higiene adecuada de los oídos
   - Limpieza del oído externo: El método suave.
   - **Cuándo consultar a un profesional**: impactación de cerumen, dolor u otros problemas.
4. La nariz, mucho más que un órgano respiratorio
   - **Filtro natural**: El papel del pelo y la mucosidad.
   - **La importancia de la limpieza nasal**: Sobre todo para quienes viven en ambientes contaminados o alergénicos.
5. Buenas prácticas de higiene nasal
   - **Soluciones salinas**: su papel en la limpieza y la humidificación.
   - **Evite los peligros**: Evite los aerosoles nasales demasiado utilizados y los métodos agresivos.
6. Mitos y realidades
   - "La nariz debe mantenerse limpia en todo momento": Por qué esta idea es errónea.
   - **"La cera de los oídos es un signo de suciedad"**: Desmitificando esta creencia popular.
7. Particularidades de los niños
   - **Los oídos de los niños**: Por qué necesita una atención especial.

- Aprender buenos hábitos desde una edad temprana: consejos para los padres.

8. Innovaciones y productos

- **Las últimas herramientas de limpieza: qué se** recomienda y qué no.
- **Tecnologías de asistencia**: De las aplicaciones a los gadgets, cómo la tecnología puede ayudar a mantener una buena higiene.

Una buena higiene del oído y la nariz es esencial para la salud en general. Familiarizándonos con las mejores prácticas y evitando los errores más comunes, podemos prevenir muchos problemas y garantizar el funcionamiento óptimo de estos importantes órganos. La educación es la clave, y todo el mundo debería estar equipado con los conocimientos necesarios para cuidar de su oído y nariz.

Vacunación y prevención
Infecciones Otorrinolaringología

A menudo se subestima la capacidad de la vacunación, ese maravilloso invento médico, para proteger contra las dolencias que afectan a nuestros oídos, nariz y garganta. Si imagináramos nuestras vidas sin los beneficios de estas pequeñas inyecciones que salvan vidas, el panorama sería mucho menos halagüeño. Las infecciones de oídos, nariz y garganta (Otorrinolaringología), que son comunes pero a veces insidiosas, seguramente no serían tan fáciles de prevenir.

De hecho, la vacunación se basa en una idea brillante: inocular un agente inofensivo, a menudo una versión debilitada o inactivada de un patógeno, para preparar al sistema inmunitario a combatir un futuro ataque. De esta forma, cuando el verdadero culpable muestra su cara (o su cápsula proteica), nuestro organismo está preparado para combatirlo con vigor.

Las vacunas que atacan directamente las infecciones Otorrinolaringología incluyen la vacuna contra la gripe, que no sólo previene la fiebre y los dolores, sino que también reduce el riesgo de infecciones de oído y sinusitis asociadas. La vacuna antineumocócica es un escudo eficaz contra una serie de infecciones, desde la meningitis hasta las simples infecciones de oído. ¿Y qué decir de la vacuna triple vírica, que protege contra el sarampión, las paperas y la rubéola, que no sólo previene estas enfermedades sino que también protege contra sus posibles complicaciones Otorrinolaringología?

Pero más allá de la protección individual, las vacunas son también un baluarte para la comunidad. Cada persona vacunada reduce la circulación del agente patógeno y, mediante un efecto rebaño, protege a quienes no pueden vacunarse.

Por supuesto, la vacunación no debe volvernos complacientes. Unas simples medidas de higiene, como lavarse las manos con regularidad y evitar el tabaquismo pasivo, son complementos esenciales de la protección que ofrecen las vacunas. Y para los más pequeños, la lactancia materna ofrece una protección adicional contra las infecciones Otorrinolaringología durante los primeros meses de vida.

Por desgracia, a pesar de todos los beneficios demostrados de las vacunas, circulan ideas erróneas, alimentadas por rumores y mitos. Es esencial proporcionar información clara, basada en pruebas científicas, para tranquilizar e informar adecuadamente a los pacientes.

Por último, aunque la vacunación ha recorrido un largo camino desde sus inicios, el futuro parece igual de prometedor. Se están desarrollando nuevas vacunas, que prometen una protección aún mayor contra las infecciones Otorrinolaringología. Y con los avances tecnológicos, quién sabe qué nuevos métodos de distribución surgirán, dando acceso a esta protección esencial a un número aún mayor de personas.

Así pues, en la lucha contra las infecciones Otorrinolaringología, la vacunación sigue siendo un arma preciosa, un escudo que, combinado con otras medidas preventivas, nos ofrece la mejor oportunidad de llevar una vida sana y sin problemas.

Capítulo 13

CAMBIOS EN LAS PRÁCTICAS E INVESTIGACIÓN OTORRINOLARINGOLOGÍA

Avances recientes en cirugía y técnicas no invasivas

El progreso médico siempre ha estado estrechamente ligado a los avances tecnológicos. Y en el campo de la cirugía otorrinolaringológica, este vínculo es más fuerte que nunca. En los últimos años se han producido avances espectaculares en la cirugía y las técnicas no invasivas, ampliando constantemente los límites de lo que antes se consideraba imposible.

Hace sólo unas décadas, la cirugía otorrinolaringológica era un asunto delicado. A menudo requería grandes incisiones, un largo periodo de recuperación y, por desgracia, no siempre estaba exenta de complicaciones. Pero la llegada de la cirugía asistida por robot ha cambiado todo eso. Con una precisión milimétrica, estos cirujanos robóticos, guiados por manos expertas, pueden realizar operaciones complejas con incisiones mínimas, reduciendo el tiempo de recuperación y el riesgo de complicaciones.

Paralelamente, la cirugía endoscópica, que utiliza finas cámaras para guiar los instrumentos quirúrgicos, también ha despegado. Ya sea para extirpar pólipos nasales, tratar una sinusitis crónica o realizar una intervención quirúrgica en las cuerdas vocales, la endoscopia ha revolucionado la forma de llevar a cabo estas operaciones.

Pero la cirugía no es la única que se beneficia de estos avances. Las técnicas no invasivas, que no requieren ninguna incisión, están ganando terreno. Por ejemplo, la radiofrecuencia, utilizada para tratar diversas afecciones como los ronquidos o ciertas formas de apnea del sueño, permite reducir o eliminar el exceso de tejido mediante calor, sin necesidad de bisturí.

Otra innovación importante es la técnica de "sinuplastia con balón" para pacientes que sufren sinusitis crónica. En lugar de una cirugía invasiva, este método utiliza un pequeño globo que se inserta e infla para ensanchar los conductos sinusales, facilitando el drenaje y la respiración.

¿Y qué hay de los láseres? Estos haces de luz de alta energía han demostrado ser herramientas increíblemente versátiles. Se utilizan para tratar diversos problemas otorrinolaringológicos, desde la extirpación de tumores benignos hasta la corrección de problemas de voz.

Sin embargo, aunque estos avances tecnológicos aportan muchos beneficios, también exigen una formación profunda y continua de los profesionales. Al fin y al cabo, ninguna tecnología, por avanzada que sea, es eficaz si no está en las manos adecuadas.

Por último, mientras celebramos estos avances, es esencial tener en cuenta que la tecnología evoluciona a una velocidad vertiginosa. Las innovaciones de hoy bien podrían ser las prácticas habituales de mañana. Pero una cosa es cierta: estos avances están abriendo las puertas a una atención más segura, más eficaz y menos invasiva para los pacientes de Otorrinolaringología de todo el mundo.

Investigación clínica: participación e implicaciones para las enfermeras

La investigación clínica es el motor clave del progreso médico. Da forma al futuro de la atención al paciente, al evaluar la eficacia de nuevas terapias, fármacos, técnicas y enfoques. Aunque los médicos y los investigadores de laboratorio suelen estar en el centro de estos avances, el papel de las enfermeras en este proceso es igual de vital, aunque a veces poco conocido por el gran público.

Históricamente, las enfermeras eran vistas como las guardianas de los cuidados, las personas que cuidaban de los pacientes, administraban los tratamientos y aportaban una dimensión humana a la atención médica. Sin embargo, con la constante evolución de la medicina, las enfermeras también se han convertido en actores clave de la investigación clínica.

En primer lugar, las enfermeras suelen ser el primer punto de contacto entre los pacientes y la investigación. Son responsables de informar a los pacientes sobre los ensayos clínicos, responder a sus preguntas, disipar sus temores y ayudarles a comprender las implicaciones de participar. Por tanto, las enfermeras desempeñan un papel esencial en la captación y retención de los participantes en la investigación.

Las enfermeras también suelen administrar tratamientos experimentales o recopilar datos para estudios. Observan y documentan las reacciones de los pacientes, los efectos secundarios y la eficacia de los nuevos tratamientos. Estas observaciones son esenciales para evaluar la seguridad y la eficacia de las terapias que se están probando.

Participar en la investigación clínica también exige que las enfermeras estén constantemente al día de los últimos avances y protocolos. Esto implica una formación continua y una estrecha colaboración con el equipo médico, los investigadores y los organismos reguladores.

La participación en la investigación clínica también ofrece a las enfermeras una oportunidad única de influir directamente en el futuro de la medicina. Sus comentarios sobre los protocolos, sus observaciones clínicas y su experiencia en la atención al paciente son esenciales para perfeccionar y mejorar la investigación.

Sin embargo, esta implicación no está exenta de desafíos. La investigación clínica puede ser a veces un proceso largo, plagado de obstáculos, incertidumbres y decepciones. Pero también ofrece momentos de triunfo, como cuando los nuevos tratamientos transforman positivamente la vida de los pacientes.

El compromiso de las enfermeras con la investigación clínica es una prueba más de su dedicación a mejorar la calidad de los cuidados y la salud de los pacientes. Al sumergirse en el complejo mundo de la investigación, no sólo garantizan el bienestar de los pacientes de hoy, sino también de los de mañana.

El papel de la inteligencia artificial y robótica en Otorrinolaringología

Cuando se trata de innovación médica, la inteligencia artificial (IA) y la robótica ocupan ahora un lugar destacado, y la otorrinolaringología (Otorrinolaringología) no es una excepción. Esta especialidad, que trata las enfermedades del oído, la nariz y la garganta, está asistiendo a la aparición de tecnologías revolucionarias que prometen mejorar la precisión del diagnóstico, la calidad de la cirugía y la eficacia del tratamiento.

1. Diagnóstico asistido por IA :
Los avances en IA permiten un análisis más rápido y preciso de los datos médicos. Por ejemplo, el análisis automatizado de imágenes, ya sean radiografías, escáneres o imágenes endoscópicas, puede ayudar a detectar anomalías con una precisión a veces superior a la del ojo humano. En Otorrinolaringología, esto puede ser

esencial para la rápida identificación de tumores, inflamaciones y otras patologías.

2. Robótica en cirugía Otorrinolaringología :

La cirugía asistida por robots está transformando la forma de realizar las operaciones de Otorrinolaringología. Los robots quirúrgicos, dirigidos por cirujanos, pueden realizar movimientos extremadamente precisos, reduciendo el riesgo de error humano. Son especialmente útiles para operaciones en zonas de difícil acceso o delicadas, como la base de la lengua o la laringe. Estas máquinas ofrecen una mejor visión, una mayor destreza y la capacidad de realizar una cirugía mínimamente invasiva.

3. Previsión y personalización de los tratamientos :

La IA también puede ayudar a predecir cómo responderá un paciente a un tratamiento específico, mediante el análisis de datos genéticos, biológicos y clínicos. Esto es crucial para personalizar la atención y elegir el tratamiento más adecuado para cada paciente.

4. Formación y simulación :

La robótica y la IA también están encontrando su lugar en la formación de los futuros otorrinolaringólogos. Los simuladores quirúrgicos robotizados brindan a los estudiantes la oportunidad de entrenarse en modelos virtuales antes de pasar a pacientes reales, lo que garantiza una mejor preparación.

5. Teleconsulta y seguimiento a distancia :

La IA puede ayudar a controlar a distancia el estado de los pacientes, analizando los datos en tiempo real y alertando a los profesionales sanitarios de cualquier anomalía. Esto resulta especialmente útil para los pacientes que viven en zonas remotas.

Estos avances, aunque prometedores, no están exentos de desafíos. Las cuestiones éticas, los problemas de privacidad de los pacientes y la necesidad de una formación adecuada de los profesionales sanitarios son aspectos a tener en cuenta. Sin embargo, una cosa es cierta: la IA y la robótica están redefiniendo el futuro de la Otorrinolaringología, con el objetivo último de mejorar la calidad de vida de los pacientes.

Capítulo 14

COLABORACIÓN MULTIDISCIPLINAR

Trabajar con audiólogos y logopedas

En otorrinolaringología, la colaboración interprofesional es esencial para garantizar una atención completa y óptima al paciente. Entre estas colaboraciones, las mantenidas con audiólogos y logopedas son de suma importancia. Estos profesionales, cada uno en su campo, desempeñan un papel clave en el diagnóstico, el tratamiento y la rehabilitación de los pacientes que sufren trastornos auditivos o del habla.

El audiólogo, el oído que escucha al paciente :
Los audiólogos son especialistas en audición. Suelen ser el primer punto de contacto para los pacientes que se quejan de problemas auditivos. Realizan pruebas audiológicas, como audiogramas, para evaluar la naturaleza y la gravedad de la pérdida auditiva.
- **Colaboración con el otorrinolaringólogo:** El otorrinolaringólogo trabaja en estrecha colaboración con el audiólogo para comprender la causa subyacente de la pérdida auditiva, ya sea debida a una otitis, una otosclerosis o cualquier otra patología. Juntos definen el mejor plan de tratamiento, ya sea cirugía, audífonos o reeducación auditiva.
- **Rehabilitación:** Tras una operación, el audiólogo también desempeña un papel crucial en la rehabilitación del paciente, ajustando los audífonos o proponiendo terapias para mejorar la percepción auditiva.

El logopeda, el maestro del habla :
Los logopedas trabajan con pacientes de todas las edades que padecen trastornos del habla, el lenguaje o la deglución. Su cometido es muy amplio, desde la rehabilitación tras una operación de laringe hasta la ayuda a niños con retrasos en el habla.

- **Colaboración con el otorrinolaringólogo:** los problemas otorrinolaringológicos pueden provocar a menudo dificultades en el habla o la deglución. Ya se trate de un tumor, una laringitis crónica o una intervención quirúrgica, el logopeda colabora con el otorrinolaringólogo para evaluar y tratar estos problemas. Por ejemplo, tras una operación de amígdalas, el logopeda puede intervenir para ayudar al paciente a recuperar el habla normal.
- **Prevención y educación:** Los logopedas también desempeñan un papel clave en la prevención de los trastornos del habla asociados a ciertas enfermedades otorrinolaringológicas. Educan y aconsejan a los pacientes para que conserven y optimicen sus capacidades vocales.

En Otorrinolaringología, el trabajo en equipo es fundamental. La estrecha colaboración entre el otorrinolaringólogo, el audiólogo y el logopeda garantiza una atención holística al paciente, en la que se tienen en cuenta todos los aspectos de su bienestar. Combinando sus competencias, estos profesionales ofrecen a los pacientes la mejor vía de atención posible, permitiéndoles recuperar la mayor calidad de vida posible.

Colaboración con cirujanos maxilofaciales

El mundo de la otorrinolaringología (Otorrinolaringología) es rico en colaboraciones multidisciplinares, y la asociación con cirujanos maxilofaciales es un ejemplo emblemático. Aunque estas dos especialidades tienen áreas de especialización distintas, se entrecruzan y entrelazan de muchas maneras, ofreciendo una atención integral para patologías que requieren una experiencia combinada.

Áreas comunes de intervención :
La cirugía maxilofacial se ocupa de las patologías de la cara, la boca, los maxilares y las estructuras asociadas. La otorrinolaringología, por su parte, se centra en los oídos, la nariz, la garganta y las estructuras relacionadas. Allí donde sus campos se solapan se producen los milagros de la medicina moderna.

- **Traumatología: Los** traumatismos de la cara, ya sean fracturas de los huesos faciales o lesiones de las vías respiratorias, suelen requerir la intervención conjunta de estos dos especialistas. Mientras el cirujano maxilofacial se ocupa de las fracturas y las lesiones cutáneas, el otorrinolaringólogo se asegura de que las vías respiratorias sigan siendo funcionales.
- **Tumores:** Los tumores malignos o benignos que se desarrollan en la unión de la cavidad oral, la faringe o la laringe pueden requerir conocimientos interdisciplinarios. Su extirpación quirúrgica y posterior reconstrucción se benefician en gran medida de una estrecha colaboración entre los especialistas en Otorrinolaringología y maxilofacial.

Técnicas complementarias:
La cirugía reconstructiva y estética es un campo en el que esta colaboración cobra todo su sentido. Mientras que un cirujano maxilofacial puede ser experto en reconstrucción ósea, un otorrinolaringólogo aporta su experiencia en las delicadas estructuras de las vías respiratorias y la fonación.

Formación y educación :
Los intercambios regulares entre estas dos especialidades en conferencias, cursos de formación y talleres refuerzan su colaboración. Esta relación simbiótica permite a cada especialidad mantenerse al corriente de los últimos avances de la otra, enriqueciendo así sus respectivas prácticas.

La colaboración entre Otorrinolaringología y cirugía maxilofacial es el símbolo perfecto de la belleza de la medicina multidisciplinar. Al combinar sus conocimientos, estos profesionales ofrecen a sus pacientes una atención óptima, en la que cada detalle, cada estructura y cada función se tienen en cuenta con precisión y delicadeza. En este ballet quirúrgico, la recuperación del paciente está en el centro de cada intervención, y la complementariedad de sus competencias garantiza unos resultados óptimos.

La importancia de la sinergia con servicios de reanimación y emergencia

La otorrinolaringología es una especialidad médica y quirúrgica cuyas posibilidades de intervención y casos de urgencia no pueden subestimarse. Dado que la Otorrinolaringología se ocupa de las vías respiratorias, cualquier disfunción o traumatismo en esta zona puede tener consecuencias potencialmente fatales. En este contexto, una estrecha colaboración entre el Otorrinolaringología y los servicios de reanimación y urgencias no sólo es deseable, sino crucial.

La cadena de la vida :
Las vías respiratorias obstruidas o dañadas pueden causar una angustia potencialmente mortal en cuestión de minutos. Ya se trate de una alergia grave, la ingestión de un cuerpo extraño o una lesión traumática, la intervención rápida es esencial. Los servicios de urgencias son la primera línea de defensa, estabilizan al paciente y establecen un acceso respiratorio si es necesario. A continuación, el otorrino interviene para tratar la causa subyacente, a menudo en estrecha colaboración con los reanimadores que estabilizan y monitorizan al paciente.

Habilidades complementarias :
Mientras que los médicos de urgencias están formados para tratar todo tipo de emergencias médicas, los otorrinolaringólogos aportan su experiencia específica en patologías y traumatismos de oído, nariz y garganta. A la inversa, cuando los otorrinolaringólogos se enfrentan a una situación que va más allá de su especialidad, pueden recurrir a los cuidados intensivos para tratar complicaciones sistémicas o fallos orgánicos.

Comunicación fluida :
La sinergia entre estos servicios depende también de una comunicación eficaz. Los informes, los traslados de pacientes y las actualizaciones periódicas son elementos que refuerzan la atención y optimizan las posibilidades de éxito.

Formación cruzada :
La colaboración no se detiene a las puertas del quirófano o de urgencias. Es habitual que el personal de estos departamentos participe en cursos de formación conjuntos, aprendiendo unos de otros, compartiendo experiencias y consolidando sus relaciones profesionales.

La sinergia entre la Otorrinolaringología y los servicios de cuidados intensivos y urgencias es un ejemplo elocuente de la interdependencia en medicina. Ninguna especialidad opera de forma aislada. Cada eslabón de esta cadena médica refuerza al otro, garantizando que, por compleja o grave que sea la situación, el paciente reciba la mejor atención posible. Es en esta unión de competencias y recursos donde reside la verdadera magia de la medicina moderna.

Capítulo 15

ENTORNO DE TRABAJO Y ERGONOMÍA

Diseño del puesto de trabajo: prevención de dolores y lesiones

En otorrinolaringología, como en muchos otros campos de la medicina, el puesto de trabajo de una enfermera es un auténtico centro de actividad. Se pasan horas consultando expedientes, preparando y administrando medicación, ayudando en procedimientos quirúrgicos, por no mencionar la necesidad de permanecer constantemente alerta y lista para intervenir. Sin embargo, un aspecto crucial de esta profesión, que a menudo se subestima, es la importancia de un puesto de trabajo bien diseñado para evitar dolores y lesiones.

La ergonomía en el punto de mira :
La ergonomía estudia las interacciones entre los seres humanos y los componentes de un sistema, con el objetivo de optimizar el bienestar humano y el rendimiento del sistema. En un contexto médico, esto significa diseñar el espacio de trabajo para minimizar la fatiga y el esfuerzo físico. Un taburete regulable, por ejemplo, permite ajustar la altura para evitar la tensión en la espalda y el cuello. Del mismo modo, la colocación de los equipos debe diseñarse para reducir los movimientos innecesarios o repetitivos.

Iluminación adecuada :
Una iluminación adecuada es esencial, no sólo para la precisión de la tarea, sino también para reducir la fatiga ocular. La iluminación debe ser suficiente pero sin deslumbramientos, e idealmente adaptable a las necesidades específicas del procedimiento o examen.

Reduzca la permanencia prolongada de pie:
Estar de pie durante mucho tiempo puede provocar dolores de espalda, pesadez de piernas y un mayor riesgo de varices. Es esencial hacer pausas regulares, llevar calzado cómodo y, si es posible, utilizar alfombrillas antifatiga.

La importancia de la movilidad :
Los movimientos repetitivos, como agacharse constantemente o utilizar el mismo instrumento, pueden provocar trastornos musculoesqueléticos. Incorporar estiramientos y ejercicio regular a su rutina puede ayudarle a prevenir estas dolencias.

La seguridad ante todo:
La prevención de lesiones también implica seguridad. Asegúrese de que todos los cables y alambres se mantienen ordenados para evitar tropiezos, disponga de un espacio de almacenamiento adecuado para los instrumentos afilados y esté siempre alerta ante el riesgo de salpicaduras o contacto con sustancias peligrosas.

El diseño del puesto de trabajo no es sólo una cuestión de comodidad. Es un componente esencial para garantizar la seguridad, la salud y el rendimiento de las enfermeras de otorrinolaringología. Si invierte tiempo y recursos en crear un entorno de trabajo ergonómico, estará sentando las bases para una carrera larga y satisfactoria, libre de tensiones físicas innecesarias.

Seguridad del paciente : prevención de las infecciones nosocomiales

La seguridad del paciente es una piedra angular de la práctica médica, y en un departamento tan especializado como el de Otorrinolaringología (Otorrinolaringología), adquiere una importancia especial. Las infecciones nosocomiales -infecciones contraídas en el hospital que no estaban presentes ni incubándose cuando el paciente ingresó- representan un reto importante. En el contexto de la Otorrinolaringología, donde son frecuentes los procedimientos invasivos como las endoscopias y la cirugía, la prevención de estas infecciones reviste una importancia capital.

Un reto polifacético:
Las infecciones hospitalarias pueden estar causadas por diversos agentes patógenos, como bacterias, virus, hongos y parásitos. Estos microorganismos pueden propagarse por contacto directo, a través del aire o mediante equipos médicos contaminados. La compleja anatomía de los oídos, la nariz y la garganta también proporciona un terreno fértil para la proliferación de estos agentes.

La importancia de la higiene :
La primera línea de defensa contra las infecciones nosocomiales es una higiene rigurosa. Esto incluye el lavado regular y minucioso de las manos, el uso de guantes, mascarillas y otros equipos de protección personal, y la desinfección sistemática del instrumental médico. En un mundo en el que la observación minuciosa es la norma, como durante una endoscopia nasal, la esterilización adquiere una importancia crucial.

Formación continua :
El conocimiento es un arma. Es esencial que el personal médico y paramédico reciba formación periódica sobre los protocolos de desinfección, los síntomas de las infecciones más comunes y las mejores prácticas de prevención. Esta formación debe ser recurrente para adaptarse a las nuevas amenazas y a los avances tecnológicos.

Un medio ambiente sano:
El mantenimiento de los locales también desempeña un papel clave. Unas salas bien ventiladas, una gestión rigurosa de los residuos médicos y la desinfección periódica de las superficies contribuyen a limitar la propagación de agentes infecciosos.

La comunicación, piedra angular de la prevención :
Una buena comunicación con el paciente es esencial. Informarles de los riesgos, darles consejos tras el procedimiento y animarles a informar de cualquier síntoma

sospechoso permite actuar con rapidez en caso de infección.

La prevención de las infecciones hospitalarias en Otorrinolaringología es una responsabilidad compartida entre los profesionales sanitarios y los pacientes. Requiere una vigilancia constante, conocimientos actualizados y una estrecha colaboración entre todos los implicados en el sistema sanitario. El objetivo final es siempre el bienestar y la seguridad del paciente.

La importancia de una comunicación clara dentro de los equipos

La dinámica de un departamento médico es como una partitura orquestal; cada miembro, ya sea enfermera, médico, técnico u otro, desempeña un papel único y esencial. Al igual que una sinfonía requiere armonía entre sus diferentes instrumentos, el buen funcionamiento de un departamento de Otorrinolaringología -o de cualquier otro departamento médico- depende de una comunicación clara y eficaz entre sus miembros.

La música de la medicina :
Imaginemos por un momento un día típico en un departamento de otorrinolaringología. Los pacientes llegan con una gran variedad de síntomas, algunos requieren una intervención inmediata, otros un diagnóstico en profundidad y otros una consulta especializada. Si el equipo no se comunica eficazmente, aumenta el riesgo de errores médicos, disminuye la satisfacción del paciente y se dispara el estrés del personal.

Armonizar el comercio :
Una comunicación clara garantiza que cada miembro del equipo comprenda no sólo su propia misión, sino también

la de sus colegas. Por ejemplo, cuando una enfermera transmite información crucial sobre el estado de un paciente a un cirujano, cada detalle cuenta. Omitir un síntoma o una observación podría tener graves consecuencias.

Anticiparse a los contratiempos:

En un entorno tan cambiante como un hospital, los imprevistos son habituales. Una comunicación eficaz ayuda a prever y gestionar estas situaciones sin problemas. Si un quirófano no está disponible, o si un paciente tiene una reacción alérgica inesperada, es esencial que la información circule rápidamente para poder adaptar los cuidados.

Promover el bienestar en el trabajo:

Más allá de los aspectos puramente médicos, una comunicación clara y abierta favorece un entorno de trabajo saludable. Ayuda a evitar malentendidos, a resolver conflictos con mayor rapidez y a reforzar la cohesión del equipo.

El paciente, en el corazón de la melodía:

No olvidemos que el objetivo último de todo esto es la salud y la satisfacción del paciente. Un paciente bien informado que ve a su alrededor un equipo unido y comunicativo tendrá más confianza en la atención que recibe.

La comunicación dentro de los equipos médicos es algo más que una mera formalidad. Es el pegamento que une a cada miembro de la orquesta, permitiendo que la música de la medicina resuene armoniosa y eficazmente, para el bienestar de todos.

Capítulo 16

ESPECIALIDADES Y SUBESPECIALIDADES OTORRINOLARINGOLOGÍA

Otología y neurotología

El oído es mucho más que un órgano auditivo. Es una obra maestra anatómica y fisiológica que desempeña un papel fundamental no sólo en nuestra capacidad de oír, sino también en nuestro sentido del equilibrio. Para comprender plenamente su complejidad, nos adentramos en dos campos estrechamente relacionados: la otología, que estudia el oído y sus enfermedades, y la neurotología, una subespecialidad que estudia los trastornos del sistema auditivo y vestibular desde una perspectiva neurológica.

Un viaje a través del oído:
El oído se divide en tres zonas principales: el oído externo, el medio y el interno. El oído externo capta el sonido a través del pabellón auricular y lo transmite por el conducto auditivo externo. El oído medio contiene los huesecillos -martillo, yunque y estribo- que amplifican estas vibraciones sonoras. Por último, el oído interno alberga la cóclea, responsable de transformar las vibraciones en señales eléctricas que se transmiten al cerebro, y el sistema vestibular, la clave de nuestro equilibrio.

Cuando las cosas van mal: otología
Desde infecciones a traumatismos, pasando por trastornos congénitos, el oído es susceptible de sufrir toda una serie de patologías. Infecciones de oído, sordera, acúfenos, vértigo... La otología se centra en diagnosticar, tratar y prevenir estas enfermedades, para garantizar una gestión óptima de los trastornos del oído.

Más allá del oído: neurotología
La interacción entre el oído y el cerebro es tan íntima que se ha desarrollado una subespecialidad para estudiar los trastornos de este sistema integrado. La neurotología se ocupa de afecciones como la neuritis vestibular, la enfermedad de Meniere y los tumores del nervio auditivo. También se interesa por los mecanismos nerviosos

implicados en la audición y el equilibrio, y su impacto en el sistema nervioso central.

Avances modernos :
La tecnología ha abierto nuevos y apasionantes horizontes en otología y neurotología. Desde los revolucionarios implantes cocleares hasta los métodos de diagnóstico más avanzados, la ciencia avanza a pasos agigantados para mejorar la atención al paciente. La atención se centra también en la investigación y la innovación, para comprender y tratar mejor las enfermedades del oído.

La otología y la neurotología son campos fascinantes que combinan anatomía, fisiología, tecnología y neurociencia. Su estudio nos recuerda la importancia fundamental de nuestra capacidad para oír y orientarnos, y las maravillas de la biología que se esconden tras estas funciones aparentemente sencillas.

Rinología y cirugía de los senos paranasales

La nariz, mucho más que un simple apéndice en medio de la cara, desempeña un papel esencial en muchas de nuestras funciones vitales. Respirar, filtrar, humidificar el aire, percibir los olores... es una estructura compleja que merece toda nuestra atención. La rinología, el estudio de la nariz y sus enfermedades, combinada con la cirugía de los senos paranasales, revela todo el potencial de este órgano y su repercusión en nuestra salud.

La nariz, una encrucijada anatómica :
Más allá de su forma externa, la estructura interna de la nariz es una maravilla arquitectónica. Sus cavidades, las fosas nasales, están revestidas de mucosa y separadas por el tabique nasal. Los senos paranasales son espacios huecos alrededor de la nariz que se comunican con las

cavidades nasales. Tienen múltiples funciones: humidificar y calentar el aire, fortalecer la voz, proteger contra los agentes patógenos y, por supuesto, la olfacción.

Trastornos rinológicos :

Al igual que el oído, la nariz está sujeta a diversos trastornos. La rinitis alérgica, los pólipos nasales, las desviaciones del tabique y las infecciones sinusales son sólo algunos ejemplos de lo que puede tratar la rinología. Estas afecciones pueden repercutir en la respiración, el sentido del olfato y la calidad de vida del paciente.

Cirugía sinusal: más allá de los fármacos :

Cuando los tratamientos farmacológicos no son suficientes, o cuando surgen complicaciones, se realiza una intervención quirúrgica de los senos paranasales. Su objetivo es restablecer la ventilación normal de los senos, eliminar obstrucciones o tratar infecciones persistentes. Las técnicas quirúrgicas han evolucionado considerablemente, ofreciendo ahora procedimientos menos invasivos y más selectivos, como la cirugía endoscópica de los senos paranasales.

Avances que cambian el juego:

La combinación de tecnología moderna e investigación avanzada ha dado lugar a importantes innovaciones en rinología. Desde técnicas de imagen mejoradas hasta herramientas quirúrgicas de precisión, el tratamiento de las afecciones nasales y de los senos paranasales es cada vez más eficaz, lo que minimiza las complicaciones y optimiza los resultados de los pacientes.

La rinología y la cirugía de los senos paranasales nos recuerdan la importancia de la nariz en nuestro bienestar diario. Su estudio y constante evolución nos proporcionan una mejor comprensión de este órgano y garantizan una atención óptima a quienes padecen trastornos nasales o sinusales. No se trata sólo de la nariz, es una ventana al mundo que nos rodea.

Laringología y fonología

El murmullo de una conversación a la luz de las velas, la sonora carcajada de una cena con amigos, el dulce canto de una madre a su hijo... tantos momentos preciosos de la vida son transportados por la voz, ese maravilloso regalo de la naturaleza. Y es la laringe, ese diminuto órgano delicadamente alojado en nuestra garganta, la principal responsable de estos sonidos. La laringología, la rama de la medicina dedicada al estudio de la laringe, combinada con la fonología, el estudio de los sonidos del habla, forman un dúo esencial para comprender y cuidar nuestra voz.

La laringe, la orquesta de nuestra voz :
Situada entre la tráquea y la faringe, la laringe suele denominarse "caja de la voz". Formada por cartílagos, músculos y ligamentos, es el centro de la producción de la voz. Las cuerdas vocales, finas bandas musculares situadas en su interior, vibran para producir sonidos cuando son puestas en movimiento por el aire exhalado de los pulmones.

Trastornos laringológicos :
Desde la ronquera y la pérdida de voz hasta el dolor y la infección, la laringe puede ser propensa a diversas dolencias. La laringitis, una inflamación de la laringe, es uno de los trastornos más comunes. Otras afecciones, como los nódulos o pólipos de las cuerdas vocales, también pueden afectar a la calidad y el timbre de la voz.

La fonología, más allá de la voz :
La fonología no es sólo el estudio de los sonidos. Explora cómo funcionan estos sonidos dentro de determinadas lenguas. ¿Cómo se distinguen estos sonidos en el habla? ¿Cuál es su función en la comunicación? La fonología es el puente entre la simple producción de sonidos y su uso en el lenguaje.

La importancia de la atención :

La voz es una herramienta preciosa para la comunicación, la profesión y la expresión personal. Cantantes, profesores, abogados y muchos otros dependen en gran medida de su voz para su trabajo. De ahí la importancia de un tratamiento adecuado en caso de problemas. Afortunadamente, la laringología, ayudada por los avances tecnológicos, ofrece una amplia gama de tratamientos, desde la terapia de la voz hasta la cirugía.

La laringología y la fonología nos recuerdan la riqueza y complejidad de nuestra voz, ese precioso instrumento que merece ser mimado y protegido. Ya sea cantando una melodía, proclamando un discurso o simplemente susurrando dulces naderías, nuestra voz es un reflejo de lo que somos y, gracias a estas disciplinas, podemos asegurarnos de que resuene con claridad a lo largo de nuestra vida.

Cirugía cervicofacial
y oncología Otorrinolaringología

Dentro del rico mosaico del rostro humano se esconde una fascinante intriga médica y quirúrgica. El campo de la cirugía cérvico-facial es un arte delicado y complejo dedicado a la estructura, la función y la estética de la cara, el cuello y su entorno. Y cuando añadimos a esta complejidad la lucha contra el cáncer a través de la oncología Otorrinolaringología, nos encontramos ante una especialidad tan estimulante como extremadamente crucial.

Un viaje a través de la estructura :

La cara y el cuello albergan multitud de estructuras anatómicas, desde los delicados huesos de la cara hasta los vasos sanguíneos, nervios y glándulas del cuello. Esta región no sólo es estéticamente significativa, sino que también desempeña un papel vital en funciones como la respiración, la deglución, el habla y la expresión.

La sombra del cáncer :

La oncología Otorrinolaringología se dedica a la detección, el diagnóstico, el tratamiento y la prevención de los cánceres de oído, nariz, garganta, cabeza y cuello. Estos tumores, ya sean benignos o malignos, pueden tener consecuencias devastadoras, no sólo por su localización sino también por las funciones vitales que pueden afectar.

Cirugía reconstructiva: renacer tras la enfermedad :

Cuando se extirpa un tumor, el reto no acaba ahí. Los cirujanos de cuello y cara se enfrentan a menudo a la delicada tarea de reconstruir la zona afectada, ya sea para restaurar la función o mejorar el aspecto. Gracias a las técnicas avanzadas y a una planificación cuidadosa, muchos pacientes pueden volver a llevar una vida normal y recuperar su autoestima tras la intervención.

Avances tecnológicos :

La tecnología médica ha dado pasos de gigante en el tratamiento de los cánceres otorrinolaringológicos. Desde las técnicas de diagnóstico precoz hasta los métodos quirúrgicos de vanguardia y los tratamientos postoperatorios específicos, la combinación de la habilidad humana y la tecnología moderna ofrece un rayo de esperanza a muchos pacientes.

Colaboración interdisciplinar :

El tratamiento del cáncer de cabeza y cuello no depende únicamente del cirujano. Requiere un enfoque de equipo en el que participen oncólogos, radiólogos, patólogos y otros especialistas para garantizar una atención integral al paciente.

La cirugía de cabeza y cuello y la oncología Otorrinolaringología son campos que combinan ciencia, arte y compasión. En esta batalla contra el cáncer y otras enfermedades de la cabeza y el cuello, los cirujanos son a la vez artistas y guerreros, armados con habilidades y tecnología para dar a sus pacientes esperanza y calidad de vida.

Capítulo 17

GESTIÓN
EN UNIDADES
OTORRINOLARINGOLOGÍA

Gestión y liderazgo de equipos

En el corazón del departamento de Otorrinolaringología (Otorrinolaringología), más allá del instrumental quirúrgico, los complejos diagnósticos y la tecnología punta, hay un equipo. Y como cualquier equipo, el de Otorrinolaringología necesita un liderazgo fuerte, una coordinación fluida y un espíritu de equipo inquebrantable para ofrecer la mejor atención posible al paciente. La gestión de equipos y el liderazgo no son sólo palabras de moda en el mundo de la medicina, sino aptitudes esenciales para cualquier profesional que quiera sobresalir en su función e inspirar a los demás para que hagan lo mismo.

Una tormenta de individualidades:
Cada miembro de un equipo de Otorrinolaringología -desde cirujanos a enfermeras, pasando por audiólogos y logopedas- aporta una experiencia única. Fusionar estas individualidades en una unidad cohesionada requiere un líder capaz de reconocer, valorar y canalizar estas habilidades hacia un objetivo común.

Comunicación: la clave de un equipo fuerte:
En ENT, la información suele ser compleja y hay mucho en juego. La comunicación clara, abierta y honesta es vital. Un buen líder fomenta un entorno en el que se alientan las preguntas, se abordan las preocupaciones y se escuchan todas las voces.

Formación, tutoría y crecimiento :
Un líder no sólo dirige; también forma. Al invertir tiempo en tutoría, ofrecer oportunidades de formación y fomentar el crecimiento profesional, un líder fortalece a su equipo, garantizando que el departamento de Otorrinolaringología se mantenga a la vanguardia del progreso médico.

Gestionar los conflictos:
Como en cualquier entorno profesional, en ENT pueden surgir desacuerdos y tensiones. La capacidad de

reconocer, abordar y resolver estos conflictos de forma constructiva es una habilidad esencial para cualquier líder.

Innovar y adaptarse:
La medicina es un campo en constante evolución. Un liderazgo eficaz reconoce la necesidad de innovar, adoptar nuevas tecnologías y adaptarse a nuevas metodologías, al tiempo que se asegura de que el equipo cuenta con el apoyo y la formación necesarios para afrontar estos cambios.

Empatía en acción:
Un buen líder comprende que detrás de cada uniforme médico hay un individuo con sueños, retos y emociones. La empatía, la comprensión y el apoyo son esenciales para garantizar el bienestar del equipo, lo que se traduce en una mejor atención al paciente.

En el dinámico y urgente mundo de la Otorrinolaringología, un liderazgo sólido no consiste sólo en ser capaz de tomar decisiones rápidas o de dirigir un quirófano. Se trata de construir y apoyar un equipo, cultivar una cultura de excelencia y compasión, y guiar con una visión clara y un corazón abierto. Al fin y al cabo, es el corazón del equipo el que hace latir el corazón del departamento de Otorrinolaringología.

Organización de los cuidados y gestión del flujo de pacientes

En una unidad de otorrinolaringología, la atención al paciente es a menudo algo más que el diagnóstico y el tratamiento. La organización de los cuidados y la gestión eficaz de los flujos de pacientes constituyen el núcleo de la eficacia operativa y el bienestar del paciente. Este baile logístico meticulosamente orquestado garantiza que cada paciente reciba la atención oportuna, al tiempo que se optimizan los recursos disponibles.

Un ballet finamente afinado:
La otorrinolaringología como especialidad abarca una amplia gama de afecciones, tratamientos y procedimientos. Desde las consultas rutinarias hasta las intervenciones quirúrgicas complejas, cada etapa requiere una coordinación perfecta para garantizar que los pacientes avanzan sin problemas por el sistema.

Priorización de los casos:
Las urgencias, como las obstrucciones de las vías respiratorias o las hemorragias intensas, deben tratarse con prioridad. Una evaluación rápida y la asignación a los profesionales adecuados garantizan intervenciones oportunas.

Gestión de citas:
Un sistema eficaz de reserva de citas evita las largas esperas y aprovecha al máximo el tiempo del personal médico. Esto es crucial para una especialidad tan ajetreada como la Otorrinolaringología, donde las consultas pueden variar desde una simple infección de oído hasta exámenes más complejos como una endoscopia laríngea.

Optimizar los recursos:
Ya sea en términos de equipamiento, salas de reconocimiento o personal, el uso eficiente de los recursos garantiza que los pacientes sean atendidos con rapidez y eficacia. Un buen sistema de gestión también tiene en cuenta los periodos de gran afluencia y las necesidades de personal para evitar la sobrecarga.

Coordinación interdisciplinar:
En Otorrinolaringología, la colaboración con otras especialidades es frecuente. La coordinación con audiólogos, logopedas y cirujanos maxilofaciales, entre otros, es crucial para la atención integral del paciente.

Comunicación con el paciente:
Informar a los pacientes de las citas, los próximos procedimientos o cualquier cambio en su plan de cuidados

reduce la incertidumbre y mejora la experiencia general del paciente.

Medidas preventivas:
Las campañas de educación y concienciación pueden reducir la carga del sistema al prevenir ciertas afecciones comunes o fomentar la intervención precoz, reduciendo así la gravedad y la duración del tratamiento.

La gestión eficaz del flujo de pacientes en Otorrinolaringología requiere una combinación de planificación cuidadosa, comunicación transparente y flexibilidad para adaptarse a las necesidades cambiantes. En este ballet finamente afinado, cada miembro del equipo desempeña un papel crucial, garantizando que cada paciente reciba una atención oportuna, completa y compasiva.

Mejora continua y enfoque de calidad

En el dinámico y siempre cambiante mundo de la medicina, no se puede subestimar la importancia de la mejora continua y la calidad. Para los profesionales de la Otorrinolaringología, esto significa no sólo mantenerse al día de los avances técnicos y médicos, sino también asegurarse de que los procesos, las prácticas y las interacciones entre pacientes y profesionales se optimizan para ofrecer la mejor atención posible.

El ciclo Deming:
Uno de los principios fundamentales de la mejora continua es el Ciclo PDCA (Planificar, Hacer, Comprobar, Actuar) también conocido como Ciclo Deming. En ENT, esto podría traducirse como identificar un problema o una oportunidad de mejora, aplicar una solución, evaluarla y, a continuación, ajustar o volver a aplicar dicha solución.

Evaluaciones regulares:
Las auditorías regulares y las revisiones de los procesos

son esenciales para identificar las áreas de mejora. Estas evaluaciones pueden ser internas o externas y están diseñadas para garantizar que se cumplen las normas de calidad.

Formación continua :

La medicina evoluciona constantemente. Las enfermeras y otros profesionales de la Otorrinolaringología necesitan mantenerse al día de los últimos avances, recomendaciones y mejores prácticas, a través de cursos de formación, seminarios y talleres.

Comentarios de los pacientes:

Las opiniones de los pacientes son una mina de oro para la mejora. Las encuestas de satisfacción, los foros e incluso las conversaciones informales pueden proporcionar información valiosa sobre las áreas que necesitan una atención especial.

Revisión de incidentes:

Cada incidente, ya sea un error de medicación, un retraso en el tratamiento o una comunicación deficiente, debe analizarse cuidadosamente. El objetivo no es culpar a nadie, sino aprender y evitar incidentes similares en el futuro.

Aplicar protocolos:

Los protocolos estandarizados y basados en pruebas garantizan que cada paciente reciba un nivel de atención coherente y de alta calidad. Sirven de guía, sobre todo en situaciones complejas o poco frecuentes.

Tecnología y calidad:

La adopción de nuevas tecnologías, ya sean historiales médicos electrónicos, equipos de diagnóstico o telemedicina, puede mejorar considerablemente la calidad de la asistencia. Pero su aplicación requiere formación y adaptación.

Compromiso con la excelencia:

La calidad no es un objetivo puntual, sino un compromiso con la excelencia, día tras día. Esto requiere una cultura organizativa en la que cada miembro del equipo reconozca su papel en la prestación de una atención de calidad y se esfuerce constantemente por mejorar.

La mejora continua y el enfoque de calidad en Otorrinolaringología, como en todos los campos médicos, son una fusión de ciencia y arte. Requiere conocimientos técnicos, pensamiento crítico, compasión y un compromiso inquebrantable con el bienestar del paciente.

Capítulo 18

INNOVACIONES Y PERSPECTIVAS DE FUTURO EN OTORRINOLARINGOLOGÍA

Avances tecnológicos en desarrollo

Como tantas otras disciplinas médicas, la Otorrinolaringología se beneficia constantemente de las innovaciones tecnológicas. Desde instrumentos quirúrgicos mejorados hasta nuevos enfoques del diagnóstico, la Otorrinolaringología está a la vanguardia de una serie de avances apasionantes. He aquí un vistazo a algunas de las innovaciones más prometedoras actualmente en desarrollo.

1. Cirugía asistida por realidad aumentada :
El uso de la realidad aumentada durante la cirugía Otorrinolaringología es cada vez mayor. Permite al cirujano superponer imágenes digitales detalladas, como escáneres o resonancias magnéticas, sobre el campo quirúrgico real, lo que mejora la precisión y la seguridad.

2. Biopsias ópticas :
En lugar de extraer físicamente el tejido para su análisis, las biopsias ópticas utilizan la luz para analizar el tejido a nivel molecular. Esto podría hacer que el diagnóstico de ciertas afecciones otorrinolaringológicas fuera más rápido y menos invasivo.

3. Implantes cocleares de nueva generación:
Se realizan esfuerzos constantes para mejorar los implantes cocleares, haciendo hincapié en la miniaturización, una mejor integración con el tejido biológico y la mejora de las capacidades de conectividad.

4. Terapias génicas para la pérdida de audición:
La investigación en curso explora la posibilidad de corregir o aliviar la pérdida de audición dirigiéndose específicamente a los genes responsables. Aunque todavía se encuentran en sus primeras fases, los resultados preliminares son prometedores.

5. Técnicas avanzadas de obtención de imágenes :
Las nuevas modalidades de imagen, como la tomografía de coherencia óptica, ofrecen vistas más detalladas de las

estructuras Otorrinolaringología, lo que puede ayudar al diagnóstico y la planificación quirúrgica.

6. Robótica en cirugía Otorrinolaringología:

La robótica, que ya se utiliza en otras especialidades quirúrgicas, empieza a encontrar su lugar en la cirugía Otorrinolaringología. Los robots pueden aumentar la precisión de operaciones delicadas, sobre todo en zonas de difícil acceso.

7. Materiales biomiméticos :

Estos materiales están diseñados para imitar las propiedades de los tejidos naturales. Podrían utilizarse para reparar o sustituir tejidos dañados del oído, la nariz o la garganta.

8. Nanotecnología:

El uso de nanopartículas podría revolucionar la administración de fármacos, dirigiéndose específicamente a las zonas afectadas del Otorrinolaringología y reduciendo así los efectos secundarios.

9. Inteligencia artificial para el diagnóstico:

Con la capacidad de analizar rápidamente enormes conjuntos de datos, la IA puede ayudar a identificar patrones sutiles en los síntomas de los pacientes o en las imágenes médicas, ayudando al diagnóstico precoz de las afecciones otorrinolaringológicas.

Estos y otros avances dan fe de la rápida evolución del campo de la Otorrinolaringología. Mientras que algunos se encuentran ya en fase de ensayo clínico, otros se hallan aún en fase experimental. Sin embargo, todos ellos tienen el potencial de transformar la forma en que diagnosticamos, tratamos y cuidamos a los pacientes Otorrinolaringología en un futuro próximo.

El futuro de la formación en Otorrinolaringología

A medida que evoluciona la medicina, la formación de los profesionales sanitarios debe adaptarse para mantenerse a la vanguardia. La otorrinolaringología (Otorrinolaringología), con su rápida innovación y sus avances tecnológicos, no es una excepción. Echemos un vistazo a las tendencias futuras que podrían configurar la formación de los futuros otorrinolaringólogos.

1. Simulación y realidad virtual :
La simulación médica, ya popular en muchas especialidades, probablemente será aún más crucial en Otorrinolaringología. La realidad virtual (RV) y la realidad aumentada (RA) ofrecen a residentes y estudiantes la oportunidad de practicar procedimientos complejos en un entorno sin riesgos antes de realizarlos en pacientes reales.

2. Inteligencia artificial y aprendizaje:
La inteligencia artificial (IA) podrá ayudar a personalizar los cursos de formación identificando las necesidades individuales de los alumnos y adaptando los recursos didácticos en consecuencia.

3. Educación interprofesional :
La colaboración es esencial en medicina. Es probable que los futuros otorrinolaringólogos se formen junto a otros profesionales sanitarios -audiólogos, logopedas, enfermeras Otorrinolaringología- para fomentar un enfoque más holístico y colaborativo de la atención.

4. Formación continua a distancia :
Con el desarrollo de las tecnologías de la comunicación, la formación a distancia será sin duda cada vez más habitual, lo que permitirá a los otorrinolaringólogos seguir aprendiendo y actualizándose sin tener que abandonar su consulta o lugar de trabajo.

5. Centrarse en las habilidades blandas:
Además de las habilidades clínicas, los programas de formación harán más hincapié en las habilidades comunicativas, el liderazgo, la toma de decisiones éticas y la gestión del estrés.

6. Aprendizaje basado en la investigación:
La integración de la investigación en la formación permitirá a los estudiantes adoptar un enfoque basado en la evidencia al principio de su carrera, animándoles a contribuir al avance de la especialidad.

7. Evaluación y retroalimentación en tiempo real:
Las tecnologías vestibles y la IA pueden proporcionar a los estudiantes información instantánea sobre sus habilidades y su rendimiento, acelerando el proceso de aprendizaje.

8. Movilidad internacional:
La colaboración global y el intercambio de conocimientos serán cada vez más habituales, con oportunidades para que estudiantes y residentes se formen en distintos países y adquieran experiencia clínica diversa.

9. Formación en ética médica y humanidades :
A medida que la tecnología adquiere protagonismo, es crucial mantener la humanidad en el corazón de la medicina. Los programas podrían incorporar más módulos sobre ética, filosofía y humanidades para garantizar un enfoque centrado en el paciente.

10. Sostenibilidad y conciencia ecológica:
Con la creciente concienciación sobre las cuestiones medioambientales, los futuros otorrinolaringólogos también podrían recibir formación sobre las mejores prácticas ecológicas en su campo.

El futuro de la formación en Otorrinolaringología promete ser tan dinámico como la propia especialidad. Con un equilibrio entre tecnología, habilidades clínicas y humanidades, los futuros otorrinolaringólogos estarán bien equipados para afrontar los retos del mañana.

Retos éticos innovaciones médicas

La rápida aparición de tecnologías e innovaciones médicas ofrece una promesa inestimable para mejorar la calidad de vida, curar enfermedades antes incurables y ampliar las fronteras de lo médicamente posible. Sin embargo, con cada nuevo avance llegan también los dilemas éticos. Veamos algunos de estos retos éticos.

1. Equidad en el acceso :
Con la aparición de tratamientos innovadores y a menudo costosos, ¿cómo podemos garantizar que todo el mundo, independientemente de su estatus socioeconómico, tenga acceso a estos cuidados de vanguardia? Las disparidades en el acceso podrían agravar las desigualdades sanitarias.

2. El consentimiento informado en la era digital:
¿Están los pacientes suficientemente informados sobre los riesgos y beneficios de las nuevas intervenciones, en particular cuando éstas implican tecnologías complejas o enfoques experimentales?

3. Confidencialidad y datos personales :
Con el aumento de los dispositivos médicos conectados y de los historiales médicos electrónicos, la cuestión de la seguridad y la confidencialidad de los datos de los pacientes se está convirtiendo en algo primordial.

4. Intervenciones genéticas :
Las técnicas de modificación genética como CRISPR abren la vía a la corrección de enfermedades genéticas. Pero, ¿dónde trazamos la línea entre la prevención de enfermedades y la creación de seres humanos "mejorados"?

5. Inteligencia artificial y responsabilidad:
Si una máquina basada en la IA hace una recomendación de tratamiento que resulta perjudicial para el paciente, ¿quién es el responsable? ¿El médico, el diseñador de la IA o el hospital?

6. Prolongación de la vida y calidad de vida:
Aunque las nuevas tecnologías pueden prolongar la vida, ¿qué ocurre con la calidad de esa vida prolongada? ¿Hasta dónde debemos llegar para prolongar la vida, y a qué coste para el bienestar del paciente?

7. Transhumanismo:
A medida que la tecnología mejora las capacidades humanas, ¿dónde está la línea que separa la terapia del aumento? ¿Y qué significa siquiera ser humano en la era de los cíborgs?

8. Los ensayos clínicos y los países en desarrollo :
En ocasiones, las innovaciones médicas se prueban en países de renta baja por la facilidad de reclutamiento o los costes más bajos. ¿Son éticas estas prácticas, sobre todo si las comunidades donde se llevan a cabo las pruebas no se benefician directamente de los resultados?

9. La comercialización de la medicina:
La carrera por la próxima gran innovación a veces puede estar impulsada más por el beneficio que por el bienestar del paciente. ¿Cómo podemos garantizar que los intereses comerciales no prevalezcan sobre las necesidades éticas y médicas?

10. Respeto de la autonomía del paciente:
Con las innovaciones que permiten tomar decisiones médicas más personalizadas, ¿cómo podemos garantizar que se respetan las decisiones de los pacientes y que no se les presiona para que adopten las nuevas tecnologías?

Ante estos retos, es imperativo que el mundo médico se mantenga alerta, entable un diálogo constante y sitúe la ética en el centro de cada decisión. Sólo un enfoque equilibrado garantizará que las innovaciones médicas beneficien a todos sin comprometer los valores fundamentales de la humanidad.

Capítulo 19

Comunicación y educación del paciente

Técnicas de comunicación adaptadas a diversas patologías Otorrinolaringología

La comunicación es una faceta esencial de la asistencia sanitaria, pero puede resultar compleja cuando se trata de pacientes con afecciones Otorrinolaringología específicas. Las afecciones otorrinolaringológicas a menudo pueden perjudicar o interrumpir los canales de comunicación tradicionales, por lo que requieren un enfoque adaptado para garantizar una interacción eficaz. He aquí una exploración fluida de las técnicas de comunicación adaptadas a diversas afecciones Otorrinolaringología.

1. Problemas auditivos (sordera, acúfenos):
Las personas con problemas auditivos pueden tener dificultades para seguir una conversación normal, especialmente en un entorno ruidoso. Por lo tanto, es útil hablar con claridad, ir un poco más despacio y utilizar el lenguaje de signos o audífonos cuando sea necesario. El contacto visual directo es esencial y puede ser útil comprobar regularmente la comprensión del paciente.

2. Laringectomías y trastornos de la voz :
Los pacientes que han sufrido una laringectomía o que tienen otros trastornos de la voz pueden utilizar medios alternativos para comunicarse. La paciencia es esencial, así como el uso de cuadernos o tabletas para facilitar la comunicación escrita. Algunas personas pueden utilizar dispositivos electrónicos que producen una voz sintética.

3. Obstrucciones nasales y de los senos paranasales :
La respiración puede verse comprometida, lo que dificulta el habla. En estos casos, son beneficiosas las conversaciones breves y precisas, con pausas que permitan al paciente recuperar el aliento. Fomentar la comunicación no verbal, como los gestos, también puede ser útil.

4. Cirugía facial y traumatismos :
La cirugía o los traumatismos faciales pueden provocar

dificultades de habla o de comprensión. La comunicación no verbal pasa entonces a un primer plano. El uso de imágenes, dibujos o gráficos puede facilitar el intercambio de información.

5. Disfagia y trastornos de la deglución :
Los pacientes que tienen dificultades para tragar también pueden tener dificultades para hablar con claridad. Las sesiones cortas y concisas, con pausas para que el paciente descanse, son beneficiosas.

6. Niños con patologías Otorrinolaringología :
Las técnicas de comunicación con los niños suelen requerir una combinación de paciencia, juego y visualización. Utilice juguetes o ilustraciones para explicar los conceptos y proporcione siempre un ambiente tranquilizador.

Es esencial recordar que cada paciente es único. La escucha activa, la paciencia y la flexibilidad son claves para adaptar las técnicas de comunicación a cada situación. La formación continua, el conocimiento de las últimas tecnologías de asistencia y un enfoque centrado en el paciente garantizarán que los profesionales sanitarios puedan comunicarse eficazmente con todos sus pacientes, sea cual sea su patología Otorrinolaringología.

Herramientas y recursos didácticos para la educación del paciente

La educación del paciente en Otorrinolaringología no consiste sólo en transmitir información. Debe ser un intercambio dinámico y atractivo, que utilice diversas herramientas y recursos para satisfacer las necesidades individuales de cada paciente. El proceso educativo en Otorrinolaringología, como en otros campos de la medicina, tiene como objetivo que los pacientes comprendan su afección, sigan su tratamiento y se responsabilicen de su propia salud. He aquí una fluida panorámica de las herramientas y recursos didácticos más relevantes para educar a los pacientes de Otorrinolaringología.

1. Folletos y prospectos:
A menudo los primeros recursos que se ofrecen a los pacientes, estos materiales escritos detallan diversas patologías otorrinolaringológicas, sus síntomas, tratamientos y medidas preventivas. Pueden guardarse, releerse en casa y compartirse con familiares y amigos.

2. Modelos anatómicos :
Los modelos de nariz, oído, garganta o laringe permiten a los cuidadores explicar visualmente las características específicas de una patología, lo que facilita a los pacientes la comprensión de su afección.

3. Vídeos educativos:
Las animaciones o los vídeos en tiempo real pueden ilustrar cómo progresa una enfermedad, cómo se realiza un procedimiento o cómo funciona un tratamiento. Estas ayudas visuales a menudo pueden arrojar luz sobre conceptos complejos.

4. Aplicaciones móviles :
Con el auge de la tecnología digital, existe actualmente una plétora de aplicaciones dedicadas a la educación médica. Ofrecen información, animaciones, cuestionarios y recordatorios de medicación.

5. Talleres y seminarios:
Sesiones interactivas en las que los pacientes pueden aprender directamente de los profesionales, hacer preguntas e incluso practicar ciertas técnicas, como ejercicios de voz o cómo administrar la medicación.

6. Páginas web especializadas:
Las plataformas especializadas pueden ofrecer una gran cantidad de artículos, vídeos, testimonios de pacientes y otros recursos para complementar la educación del paciente.

7. Libros y manuales :
Los libros especializados pueden profundizar en determinados temas, ofreciendo una visión detallada de patologías, tratamientos y consejos prácticos.

8. Sesiones de escucha y apoyo:
Grupos en los que los pacientes pueden compartir sus experiencias, miedos y éxitos. Ofrecen la oportunidad de aprender entre iguales.

9. Recursos multilingües :
Crucial para garantizar que todos los pacientes, sea cual sea su lengua materna, tengan acceso a la información que necesitan.

10. Juegos educativos :
Especialmente útiles para los niños, estos juegos pueden ayudar a explicar conceptos complejos de forma divertida y fácil de recordar.

La educación del paciente es un componente esencial de la atención otorrinolaringológica. Proporcionando los recursos adecuados, adaptados a las necesidades individuales, los cuidadores pueden ayudar a los pacientes a comprender mejor su afección, seguir su tratamiento e implicarse más en su propio proceso de curación. Es una inversión que, a largo plazo, conduce a mejores resultados sanitarios y a una mayor satisfacción del paciente.

Gestionar las barreras lingüística y cultural

La medicina, aunque universal en su esencia, se practica en la encrucijada de muchas culturas, lenguas y tradiciones. En Otorrinolaringología, como en otras especialidades, comprender y apreciar las barreras lingüísticas y culturales es crucial para ofrecer una atención óptima. La comunicación es la clave del éxito de la atención. Pero, ¿cómo podemos asegurarnos de que el mensaje llega cuando entran en juego la lengua y la cultura?

1. Comprender las diferencias culturales :
Los pacientes de distintas culturas pueden tener creencias diferentes sobre las causas de la enfermedad, los remedios o incluso el dolor. Es esencial respetar y comprender estas creencias. Por ejemplo, en algunas culturas, los síntomas otorrinolaringológicos pueden estar relacionados con factores espirituales o ambientales.

2. Utilización de intérpretes profesionales :
Cuando se carece de conocimientos lingüísticos, es esencial recurrir a intérpretes médicos cualificados. Estos profesionales están formados no sólo para traducir palabras, sino también para transmitir matices y el contexto cultural.

3. Herramientas tecnológicas :
Las aplicaciones de traducción médica pueden ser útiles para los intercambios básicos. Aunque no sustituyen a un intérprete, pueden ayudar en situaciones en las que se requiere una traducción rápida.

4. Documentación multilingüe :
Proporcionar folletos, consentimientos informados o instrucciones postoperatorias en la lengua materna del paciente es una ventaja innegable. Esto facilita la comprensión y la adhesión al tratamiento.

5. Formación cultural para el personal:
Formar al personal en sensibilidad cultural puede mejorar la comunicación, reducir los malentendidos y fomentar la confianza entre cuidadores y pacientes.

6. Evite la jerga médica:
Incluso cuando se habla el mismo idioma, la jerga médica puede crear una barrera. Es esencial utilizar términos sencillos y claros, asegurándose de que el paciente entiende la información.

7. Observe el lenguaje no verbal:
El lenguaje corporal, las expresiones faciales e incluso los

silencios pueden decir mucho. Estas pistas no verbales pueden señalar una falta de comprensión o una preocupación tácita.

8. Establezca una conexión personal:
Tomarse el tiempo necesario para conocer al paciente como individuo, y no sólo como un caso médico, puede facilitar la comunicación y fortalecer la relación terapéutica.

9. Tómese su tiempo:
La comunicación intercultural puede llevar más tiempo. Es importante no precipitarse y asegurarse de que se entiende claramente cada etapa de la consulta.

10. Recoger opiniones:
Después de la consulta, pedir al paciente su opinión sobre la claridad de la comunicación puede ayudar a identificar áreas de mejora.

Gestionar las barreras lingüísticas y culturales en la ENT no es sólo una cuestión de traducción palabra por palabra. Es un arte delicado que requiere empatía, paciencia y respeto. Teniendo en cuenta la diversidad de los pacientes y tratando activamente de salvar la brecha comunicativa, los cuidadores pueden garantizar que cada paciente reciba una atención adaptada a sus necesidades únicas.

Capítulo 20

CUESTIONES DE SALUD PÚBLICA EN OTORRINOLARINGOLOGÍA

Prevención de enfermedades torrinolaringológicas a nivel comunitario

El oído, la nariz y la garganta son órganos vitales de nuestro cuerpo, y su bienestar es esencial para nuestra calidad de vida. Aunque las enfermedades otorrinolaringológicas suelen ser tratables, pueden tener un gran impacto en nuestra vida cotidiana. Por eso la prevención es vital, y a menudo empieza a nivel comunitario. Movilizar a la comunidad y concienciarla sobre estas enfermedades es un paso importante hacia su prevención.

1. Campañas de sensibilización comunitaria :
Organizar campañas de concienciación sobre la higiene de los oídos, los peligros del ruido excesivo o la importancia de las vacunas puede ayudar a prevenir muchas afecciones otorrinolaringológicas.

2. Programas de vacunación :
Es crucial promover programas de vacunación para prevenir ciertas infecciones que pueden afectar al oído, la nariz o la garganta. La gripe, la meningitis e incluso el sarampión pueden tener complicaciones Otorrinolaringología.

3. Protección contra el ruido :
Concienciar sobre los peligros de los niveles de ruido elevados, especialmente entre los jóvenes, puede ayudar a prevenir la pérdida de audición. Fomentar el uso de protección auditiva cuando se está expuesto a sonidos fuertes es fundamental.

4. Fomente una dieta sana:
Una dieta equilibrada refuerza el sistema inmunológico, lo que puede prevenir ciertas infecciones Otorrinolaringología. Por lo tanto, es esencial promover el consumo de fruta, verdura y otros alimentos nutritivos.

5. Educación sobre el tabaquismo :
El tabaquismo es uno de los principales factores de riesgo

de diversas afecciones otorrinolaringológicas, incluido el cáncer de garganta. Unas campañas antitabaco eficaces pueden ayudar a reducir estos riesgos.

6. La importancia del aire limpio:

Es esencial concienciar a la comunidad de la importancia de la calidad del aire, sobre todo en relación con la prevención de alergias y sinusitis. Esto podría incluir campañas de reducción de la contaminación o el uso de purificadores de aire en el hogar.

7. Talleres educativos:

Organizar talleres para enseñar a padres y cuidadores a reconocer los primeros signos de una afección Otorrinolaringología puede conducir a un tratamiento más precoz y a mejores resultados.

8. Asociaciones con las escuelas:

Colabore con las escuelas para introducir programas educativos sobre la prevención de las enfermedades otorrinolaringológicas, incluida la higiene de las manos y la prevención de infecciones.

9. Facilitar el acceso a la asistencia

Garantizar que la comunidad tenga fácil acceso a los profesionales sanitarios especializados en otorrinolaringología puede contribuir a la detección precoz de problemas y a su tratamiento.

10. Apoyo comunitario:

La creación de grupos de apoyo para las personas con afecciones otorrinolaringológicas crónicas puede proporcionar una plataforma para compartir experiencias, consejos y recursos.

Situando la prevención en el centro de las iniciativas comunitarias, es posible reducir significativamente la incidencia de las enfermedades otorrinolaringológicas. Es invirtiendo en educación, concienciación y acceso a la asistencia como se puede mejorar la salud otorrinolaringológica de la comunidad.

Campañas de sensibilización y cribado

Cuando se trata de salud, la prevención suele ser más eficaz que la cura. Las campañas de concienciación y detección desempeñan un papel crucial en este sentido. No sólo pretenden informar al público sobre los riesgos asociados a determinadas enfermedades otorrinolaringológicas, sino también fomentar el diagnóstico precoz, que puede mejorar en gran medida las posibilidades de éxito del tratamiento y la calidad de vida de los pacientes.

1. La importancia de la sensibilización :
La sensibilización es el primer paso hacia un cambio de comportamiento. Informando al público sobre los síntomas, las causas y los tratamientos de las enfermedades otorrinolaringológicas, podemos animar a la gente a prestar más atención a su propia salud y a la de los que le rodean.

2. El cribado: una medida preventiva :
El cribado regular permite detectar las enfermedades en una fase temprana, a menudo incluso antes de que aparezcan los síntomas. Cuanto antes se diagnostique una enfermedad, mayores serán las posibilidades de recuperación.

3. Campañas dirigidas :
Las campañas de concienciación y detección pueden diseñarse para dirigirse a grupos específicos, como niños, ancianos, profesionales expuestos a riesgos particulares o poblaciones desfavorecidas.

4. Uso de los medios de comunicación :
Los medios de comunicación, ya sean tradicionales o digitales, desempeñan un papel fundamental en la difusión de la información. La radio, la televisión, las redes sociales, las pantallas públicas y los sitios web pueden utilizarse para llegar a un público amplio.

5. Trabajar con las escuelas :
Sensibilizar a los niños desde una edad temprana puede establecer buenos hábitos para toda la vida. Por ello, las escuelas son socios clave para organizar sesiones informativas y de detección.

6. Asociaciones con empresas :
Los lugares de trabajo también pueden ser puntos clave de sensibilización, en particular para las dolencias relacionadas con la exposición profesional.

7. Implicación de los profesionales sanitarios :
Médicos, enfermeras, audiólogos, logopedas, etc. deben estar en el centro de las campañas, compartiendo su experiencia y orientando al público hacia las mejores soluciones de detección y tratamiento.

8. Medir el impacto :
Para mejorar constantemente las campañas, es esencial medir su impacto. Recopilar datos sobre el número de personas afectadas, los cambios de comportamiento o las enfermedades detectadas puede ayudar a adaptar futuras iniciativas.

9. Adaptarse a las necesidades locales:
No todas las comunidades tienen las mismas necesidades. Una campaña eficaz debe tener en cuenta las particularidades locales, ya sea en términos de riesgos específicos, cultura o recursos disponibles.

10. Esfuerzos continuos :
La sensibilización y el cribado no son iniciativas puntuales. Para mantener su eficacia, deben formar parte de un enfoque continuo, con campañas regulares y actualizaciones basadas en los avances médicos.

Las campañas de sensibilización y detección son herramientas poderosas en la lucha contra las enfermedades Otorrinolaringología. Informan, detectan y, en última instancia, previenen, desempeñando un papel clave en la mejora de la salud pública.

Colaboración con otros profesionales de la salud pública

La otorrinolaringología, aunque es una especialidad médica por derecho propio, no puede disociarse del espectro global de la salud pública. Colaborar con otros profesionales no sólo es beneficioso para los pacientes, sino también para los propios facultativos, ya que les permite beneficiarse de un enfoque más holístico de la salud. Estas colaboraciones refuerzan la asistencia, mejoran la gestión y maximizan la eficacia de las intervenciones.

1. Habilidades complementarias :
Cada profesional sanitario aporta una experiencia única y su combinación proporciona una atención integral. Por ejemplo, un logopeda trabajará en la rehabilitación del habla tras una operación de otorrinolaringología, mientras que un nutricionista podría ayudar a adaptar la dieta tras una operación de laringe.

2. Los médicos de cabecera: la primera línea :
A menudo son el primer punto de contacto para los pacientes. Trabajando en estrecha colaboración, pueden derivar rápidamente a los pacientes a un otorrinolaringólogo cuando sea necesario.

3. Respirologos :
Las afecciones otorrinolaringológicas pueden tener a menudo implicaciones respiratorias. Trabajar con neumólogos garantiza la continuidad de los cuidados, sobre todo en afecciones como el asma o la apnea del sueño.

4. Alergólogos:
Muchas afecciones otorrinolaringológicas, como la rinitis alérgica, requieren una gestión conjunta con un alergólogo para identificar y tratar la causa subyacente.

5. Radiólogos:
Esenciales para la obtención de imágenes médicas,

proporcionan información crucial para el diagnóstico y el seguimiento de las afecciones Otorrinolaringología.

6. Neurólogos:

La neurología y la otorrinolaringología se entrecruzan, sobre todo en el campo de la audición, donde los trastornos pueden estar relacionados con afecciones del nervio auditivo.

7. Cirujanos plásticos y maxilofaciales:

Algunos pacientes Otorrinolaringología pueden requerir procedimientos reconstructivos o cosméticos, de ahí la importancia de esta colaboración.

8. Los farmacéuticos:

Son esenciales en la gestión de los tratamientos farmacológicos, asesorando sobre las interacciones, los efectos secundarios y el mejor uso de los medicamentos.

9. Psicólogos y psiquiatras:

Las afecciones otorrinolaringológicas pueden tener repercusiones psicológicas, sobre todo cuando afectan a la comunicación. La colaboración con estos especialistas es crucial para la salud mental de los pacientes.

10. Trabajadores sociales:

Desempeñan un papel en el cuidado general de los pacientes, ayudando a navegar por el sistema sanitario, proporcionando recursos y apoyando a los pacientes y sus familias.

11. Equipos de investigación:

La estrecha colaboración con los investigadores es esencial si queremos seguir avanzando en el campo de la Otorrinolaringología, ya se trate de implantar nuevas técnicas quirúrgicas o de descubrir tratamientos innovadores.

La colaboración entre los profesionales de la sanidad pública es un pilar esencial de la Otorrinolaringología. Garantiza que cada paciente reciba una atención integral, de acuerdo con el adagio de que "el todo es mayor que la suma de sus partes". La medicina moderna reconoce la importancia de este enfoque integrado, que sitúa al paciente en el centro de sus preocupaciones.

Capítulo 21

**ENFOQUES
COMPLEMENTARIOS
Y
ALTERNATIVAS
OTORRINOLARINGOLOGÍA**

Acupuntura y Otorrinolaringología

La acupuntura, herencia ancestral de la medicina tradicional china, se caracteriza por su capacidad de estimular puntos precisos del cuerpo, mediante finas agujas, para restablecer el equilibrio energético y favorecer la curación. Durante siglos, ha despertado interés, curiosidad y a veces escepticismo. Con los años, sin embargo, su lugar en la medicina moderna ha ido creciendo, sobre todo en el campo de la otorrinolaringología.

1. La acupuntura y el equilibrio energético :
Según la medicina china, la enfermedad es el resultado de un desequilibrio energético. La acupuntura pretende reequilibrar el flujo de energía, o "Qi", a través de los meridianos del cuerpo, lo que puede aliviar potencialmente un gran número de trastornos Otorrinolaringología.

2. Alergias y rinitis:
Una de las principales aplicaciones de la acupuntura en Otorrinolaringología es el tratamiento de las alergias, en particular la rinitis alérgica. Mediante la estimulación de puntos específicos, la acupuntura puede reducir la inflamación, disminuir la producción de mucosidad y aliviar los síntomas asociados.

3. Acúfenos :
Este zumbido incesante puede tener un impacto significativo en la calidad de vida. La acupuntura, al actuar sobre puntos relacionados con la audición y la circulación, podría aportar alivio, aunque los estudios son aún limitados.

4. Dolor y dolor de garganta:
La acupuntura es conocida por sus propiedades analgésicas. Por tanto, puede ser una alternativa o un complemento a los tratamientos convencionales para calmar el dolor asociado a diversas dolencias de garganta.

5. Sinusitis:
Al mejorar la circulación y estimular la respuesta inmunitaria, la acupuntura podría ayudar a aliviar los síntomas de la sinusitis, reduciendo la inflamación y favoreciendo el drenaje.

6. Vértigo y trastornos del equilibrio :
Ciertos puntos de acupuntura están asociados al equilibrio y al sistema vestibular. Por tanto, estimularlos puede ayudar a reducir los mareos o la sensación de inestabilidad.

7. Integración en la práctica Otorrinolaringología:
A medida que la acupuntura gana en popularidad, algunos otorrinolaringólogos están integrando esta práctica en su arsenal terapéutico, ya sea formándose ellos mismos o colaborando con acupuntores certificados.

8. Estudios y pruebas científicas :
Aunque la acupuntura ha mostrado resultados prometedores en el tratamiento de muchos trastornos Otorrinolaringología, es crucial subrayar que no todas sus aplicaciones están igualmente respaldadas por la investigación científica. Los estudios, aunque alentadores, siguen siendo limitados, y se necesita más investigación para determinar la verdadera eficacia de la acupuntura en Otorrinolaringología.

La acupuntura ofrece una perspectiva única en el tratamiento de las afecciones Otorrinolaringología, ya que combina la filosofía oriental y la ciencia occidental. Aunque aún no se han consolidado las pruebas científicas, esta práctica milenaria ofrece un potencial innegable para complementar y enriquecer el cuidado de los pacientes Otorrinolaringología.

Fitoterapia y remedios naturales comunes

En nuestra continua búsqueda de la salud y el bienestar, la humanidad siempre ha recurrido a la naturaleza para encontrar remedios a sus males. Gracias a sus principios activos, las plantas fueron los primeros medicamentos que se utilizaron, mucho antes de la llegada de la farmacología moderna. En el campo de la Otorrinolaringología, la fitoterapia y los remedios naturales desempeñan un papel clave en la prevención y el alivio de muchos trastornos, ofreciendo una alternativa o un complemento a los tratamientos convencionales.

1. Dolores de garganta y anginas :
   - **Tomillo:** Antibacteriano y antiséptico natural, el tomillo, en infusión o en gárgaras, puede ayudar a aliviar los dolores de garganta.
   - **Miel y propóleo:** Estos productos de la colmena, con sus propiedades antiinflamatorias, pueden aliviar la garganta y combatir las infecciones.
2. Infecciones de oído :
   - **Ajo:** Utilizado tradicionalmente en forma de aceite, tiene propiedades antibacterianas que pueden ayudar a combatir las infecciones de oído.
   - **Hierba de San Juan:** En aceite, puede aliviar el dolor de oído.
3. Rinitis y sinusitis :
   - **Eucalipto:** Inhalado, despeja las vías respiratorias y ayuda a combatir la congestión.
   - **Saúco: La** infusión de sus flores puede ayudar a reducir los síntomas del resfriado.
4. Acúfenos y vértigos :
   - **Ginkgo biloba:** Esta planta milenaria tiene fama de mejorar la circulación sanguínea, lo que podría ayudar a aliviar algunos acúfenos.

5. Trastornos laríngeos :
  • **Malvavisco :** La raíz de esta planta, en decocción, tiene propiedades calmantes para la laringe.
6. Prevención de infecciones Otorrinolaringología :
  • **Equinácea:** Conocida por estimular el sistema inmunológico, puede utilizarse para prevenir las infecciones Otorrinolaringología.

7. Instrucciones de uso :
Es esencial recordar que la fitoterapia, aunque natural, no está exenta de efectos secundarios o interacciones con otros medicamentos. Se recomienda consultar a un profesional de la salud o a un herborista antes de cualquier uso.

8. Complemento de la medicina moderna:
Lejos de oponerse a la medicina convencional, la fitoterapia ofrece una sinergia que permite tratar a los pacientes de forma holística. Subraya la importancia de un enfoque individualizado, que tenga en cuenta a la persona en su totalidad.

La naturaleza, generosa y sabia, ofrece una panoplia de remedios para aliviar los trastornos Otorrinolaringología. Al recurrir a este tesoro, la fitoterapia nos recuerda la importancia del equilibrio y la armonía con nuestro entorno. Al combinar tradición y ciencia, abre el camino a una salud integradora, en la que el paciente es el actor de su propio bienestar.

Reflexiones sobre la integración medicina alternativa en otorrinolaringología

El mundo de la otorrinolaringología, como muchos otros campos de la medicina, asiste a un creciente interés por los enfoques complementarios. La medicina alternativa, con su panoplia de técnicas y prácticas ancestrales, parece prometedora para aliviar ciertas molestias o complementar los protocolos de tratamiento convencionales. Sin embargo, explorar esta integración plantea interrogantes sobre su eficacia, seguridad y lugar en la medicina moderna.

1. Una respuesta a las limitaciones de la medicina convencional:

No se puede negar que la medicina moderna ha realizado enormes progresos, pero a veces tiene sus limitaciones, sobre todo cuando se trata de tratar síntomas crónicos o dolores persistentes. Al proponer enfoques alternativos, la medicina alternativa puede ofrecer soluciones allí donde la medicina convencional lucha por encontrar respuestas.

2. Un enfoque holístico del paciente:

A diferencia de la medicina convencional, que suele centrarse en el síntoma, las medicinas alternativas adoptan un enfoque más holístico. Consideran al paciente como un todo, integrando las dimensiones emocional, mental y espiritual en el proceso de curación.

3. La importancia de las pruebas científicas:

Mientras que algunas prácticas de la medicina alternativa están probadas y demostradas, otras siguen siendo objeto de debate. Por ello, es esencial basar la integración de estos métodos en estudios e investigaciones sólidos, que garanticen tanto su eficacia como su seguridad.

4. Formación y colaboración :

Para que la medicina alternativa se integre con éxito, es fundamental que los profesionales sanitarios, ya sean otorrinolaringólogos, enfermeras o terapeutas, reciban una formación adecuada. Además, una estrecha colaboración entre estos profesionales garantizará una atención armoniosa al paciente.

5. Las expectativas de los pacientes:

Gracias al fácil acceso a la información, los pacientes están cada vez mejor informados y abiertos a enfoques alternativos. Su creciente demanda de tratamientos más naturales y menos invasivos debe tenerse en cuenta a la hora de considerar la integración de la medicina alternativa.

6. Retos éticos:

Es imperativo garantizar que la investigación de nuevos enfoques no comprometa la seguridad y el bienestar de los pacientes. El reto consiste en encontrar un equilibrio entre la apertura a nuevos métodos y la garantía de prácticas éticas.

La integración de la medicina alternativa en la atención otorrinolaringológica está abriendo nuevas y apasionantes perspectivas para el cuidado de los pacientes. Es un recordatorio de la importancia de la escucha, la atención individualizada y la investigación continua. Combinando respetuosamente tradición y modernidad, es posible ofrecer a los pacientes una medicina a la vez humana, innovadora y eficaz.

Capítulo 22

OTORRINOLARINGOLOGÍA EN SITUACIONES DE EMERGENCIA Y CATÁSTROFE

Papel de la enfermera torrinolaringología en situaciones de emergencia

En el agitado mundo de las urgencias médicas, cada segundo cuenta, y esto es especialmente cierto en especialidades específicas como otorrinolaringología (Otorrinolaringología). La enfermera Otorrinolaringología desempeña un papel crucial, siendo a menudo la primera en evaluar e intervenir con un paciente en apuros. Su actuación rápida e informada puede marcar la diferencia entre una recuperación satisfactoria y complicaciones potencialmente graves.

1. Evaluación inicial rápida :
Cuando llega un paciente con una urgencia otorrinolaringológica, ya sea una obstrucción de las vías respiratorias o un traumatismo facial, el primer paso es una evaluación rápida pero exhaustiva. La enfermera debe evaluar rápidamente la gravedad de la situación, las constantes vitales del paciente y la naturaleza exacta de la urgencia.

2. Mantenimiento de la vía aérea:
Una de las urgencias otorrinolaringológicas más frecuentes y críticas es la obstrucción de las vías respiratorias. La enfermera debe estar formada y preparada para intervenir, tanto si ello requiere maniobras de desobstrucción, el uso de oxígeno suplementario o incluso una traqueotomía de urgencia en colaboración con un médico.

3. Estabilización del paciente :
Una vez gestionada la amenaza inmediata, la enfermera debe estabilizar al paciente, administrarle la medicación necesaria, controlar la hemorragia y proporcionarle apoyo continuo. En caso de traumatismo, esto puede incluir también la inmovilización del paciente o de la zona lesionada.

4. Trabajar en estrecha colaboración con el equipo médico

La enfermera Otorrinolaringología trabaja en sinergia con un equipo de profesionales, incluidos médicos, cirujanos y radiólogos. Su capacidad para comunicarse eficazmente y transmitir información precisa es crucial para una atención óptima al paciente.

5. Preparación para la cirugía de urgencia:

Si es necesaria una intervención quirúrgica de urgencia, la enfermera prepara al paciente, se asegura de que todo el equipo necesario esté listo y asiste al cirujano durante la operación.

6. Educación y tranquilización del paciente y su familia:

Además de las intervenciones médicas, la enfermera desempeña un papel vital a la hora de informar y tranquilizar al paciente y a su familia, explicándoles la naturaleza de la emergencia, las intervenciones realizadas y los pasos siguientes.

Ante situaciones de emergencia, la enfermera Otorrinolaringología es un pilar esencial del equipo médico. Su formación especializada, su capacidad de respuesta y su dedicación garantizan que los pacientes reciban la mejor atención posible cuando se encuentran en su momento más vulnerable. En esos momentos cruciales, su experiencia suele marcar la diferencia.

Tratamiento del trauma en una situación de catástrofe

En el contexto de una catástrofe, ya sea natural, industrial o provocada por el hombre, el mundo médico se enfrenta a una afluencia masiva de heridos, situaciones de emergencia exacerbadas y una logística a menudo perturbada. Las lesiones otorrinolaringológicas, aunque menos frecuentes que las ortopédicas o generales, requieren una atención y unos conocimientos específicos. He aquí cómo se moviliza la enfermera Otorrinolaringología en tales circunstancias.

1. Triaje de heridos:
Ante un gran número de pacientes, la enfermera Otorrinolaringología desempeña un papel activo en el triaje, identificando rápidamente a aquellos con lesiones Otorrinolaringología que requieren tratamiento inmediato, como obstrucciones respiratorias, hemorragias graves o traumatismos craneoencefálicos asociados.

2. Estabilización sobre el terreno :
En una situación de catástrofe, el acceso a un equipo médico completo puede ser limitado. La enfermera Otorrinolaringología debe ser capaz de estabilizar a los pacientes utilizando cualquier medio disponible, ya sea para detener una hemorragia nasal, inmovilizar una fractura maxilofacial o despejar una vía aérea obstruida.

3. Colaboración multidisciplinar :
Los traumatismos en situaciones de catástrofe suelen ser polifacéticos. La enfermera Otorrinolaringología colabora estrechamente con otras especialidades médicas para garantizar que los pacientes reciban una atención integral, tanto si presentan también quemaduras, fracturas u otras lesiones.

4. Preparación para la cirugía :
Si el paciente requiere una intervención quirúrgica de urgencia, la enfermera Otorrinolaringología desempeña un papel esencial en la preparación del paciente, la colocación del equipo y la asistencia durante la operación, incluso en condiciones a menudo precarias.

5. Atención psicológica :
Las catástrofes suelen provocar traumas psicológicos, tanto en las víctimas directas como en sus allegados. La enfermera Otorrinolaringología ofrece apoyo emocional, escucha a los pacientes y, si es necesario, los deriva a especialistas en atención psicológica.

6. Adaptabilidad e ingenio:

Ante lo inesperado y la falta de recursos, la enfermera Otorrinolaringología debe mostrar ingenio para encontrar soluciones adecuadas, ya sea utilizando el equipo de forma poco convencional o improvisando métodos de cuidados.

Las situaciones de catástrofe ponen a prueba los límites del mundo médico, pero también ponen de relieve la dedicación, experiencia y adaptabilidad de los profesionales sanitarios. La enfermera Otorrinolaringología, con su especialización, contribuye de forma inestimable a la gestión de los traumatismos en estos momentos cruciales, garantizando que, incluso en el caos, los pacientes reciban una atención Otorrinolaringología de calidad.

Formación y preparación respuesta de emergencia

La formación y la preparación para situaciones de emergencia son esenciales para todos los profesionales sanitarios, pero para los enfermeros Otorrinolaringología son especialmente importantes. Ante situaciones en las que las vías respiratorias están en peligro o traumatismos faciales que pueden ser desestabilizadores para muchos cuidadores, su preparación puede significar la diferencia entre la vida y la muerte. A continuación le mostramos cómo se entrenan y preparan los enfermeros Otorrinolaringología para situaciones de emergencia.

1. Formación inicial :

Además de la formación básica de enfermería, la especialización en Otorrinolaringología implica el aprendizaje de técnicas y habilidades específicas de esta disciplina. Esto incluye el reconocimiento rápido de las urgencias otorrinolaringológicas, como la obstrucción de las vías respiratorias o las hemorragias importantes.

2. Simulaciones y escenarios :

La mejor manera de estar preparado para responder a una emergencia es practicar con regularidad. Los simulacros de situaciones de emergencia, a menudo realizados en centros de formación especializados, permiten a los enfermeros Otorrinolaringología practicar una respuesta rápida y eficaz.

3. Formación complementaria:

Muchas enfermeras Otorrinolaringología optan por seguir una formación complementaria, como el curso de Soporte Vital Cardiovascular Avanzado (ACLS) o la formación en gestión de vías aéreas, para ampliar sus habilidades de respuesta ante emergencias.

4. Formación interdisciplinar :

El trabajo en equipo es esencial en situaciones de emergencia. La formación con otros profesionales sanitarios, como médicos, anestesistas o técnicos de emergencias, ayuda a mejorar la coordinación y la comunicación en situaciones de crisis.

5. Actualización de competencias :

La medicina evoluciona constantemente. Por ello, los enfermeros Otorrinolaringología deben actualizar periódicamente sus habilidades y conocimientos para mantenerse al día de las mejores prácticas y las nuevas técnicas de intervención de urgencia.

6. Preparación mental y emocional:

Hacer frente a una emergencia puede ser estresante y tener una gran carga emocional. La formación en gestión del estrés o en apoyo psicológico puede ayudar al personal de enfermería especializado en Otorrinolaringología a gestionar estas presiones al tiempo que proporciona una atención óptima al paciente.

La respuesta de emergencia no es sólo una cuestión de habilidad técnica, sino también de rapidez, criterio y capacidad para trabajar bajo presión. La formación y preparación constantes de los enfermeros Otorrinolaringología garantizan que estén preparados para responder con eficacia y confianza cuando cada segundo cuenta.

Capítulo 23

CONCLUSIÓN
EL FUTURO
DE LA ENFERMERÍA
OTORRINOLARINGOLOGÍA

Innovaciones tecnológicas
y su impacto

La llegada de tecnologías punteras ha revolucionado el campo de la otorrinolaringología, ofreciendo soluciones innovadoras para diagnosticar, tratar y monitorizar a los pacientes. Si bien estos avances han hecho que las intervenciones sean más precisas, también han planteado nuevos retos y han reconfigurado la dinámica de la asistencia. Exploremos el impacto de las innovaciones tecnológicas en el mundo de la Otorrinolaringología.

1. Diagnósticos más precisos:
Los avances en el diagnóstico por imagen, en particular la endoscopia de alta definición y las exploraciones en 3D, ofrecen una visión clara y detallada de las estructuras otorrinolaringológicas. Esto permite una identificación más precisa de las anomalías y facilita la planificación quirúrgica.

2. Procedimientos menos invasivos :
Técnicas como la cirugía asistida por robot permiten realizar operaciones más precisas y menos invasivas. ¿El resultado? Incisiones más pequeñas, una recuperación más rápida y menos complicaciones postoperatorias.

3. Tratamiento personalizado :
La tecnología permite un enfoque más personalizado del tratamiento. Por ejemplo, los audífonos pueden ajustarse para adaptarse a la audición individual, proporcionando una mejor calidad de sonido al paciente.

4. Telemedicina:
Con la posibilidad de las consultas virtuales, los pacientes pueden acceder ahora a los otorrinolaringólogos sin tener que desplazarse. Esto es especialmente beneficioso para quienes viven en zonas remotas.

5. Aprendizaje y formación :
Las simulaciones virtuales y la realidad aumentada ofrecen a los médicos y estudiantes de medicina nuevas formas de

aprender y practicar las técnicas de Otorrinolaringología antes de aplicarlas en situaciones reales.

6. Retos éticos y de seguridad:
Con la integración de la IA y otras tecnologías, surgen preguntas sobre la seguridad de los datos, la privacidad de los pacientes y la responsabilidad en caso de errores o mal funcionamiento.

7. Accesibilidad y coste :
Aunque estas innovaciones pueden mejorar la calidad de la asistencia, también pueden aumentar los costes. La cuestión de cómo hacer que estas tecnologías sean accesibles para todos, sin aumentar la carga financiera, sigue siendo preocupante.

8. Adaptación y formación continua
Para los profesionales sanitarios, mantenerse al día de estos avances tecnológicos requiere formación continua y adaptabilidad a los nuevos métodos de trabajo.

El impacto de las innovaciones tecnológicas en Otorrinolaringología es innegable. Tienen el potencial de transformar la asistencia, mejorar los resultados de los pacientes y hacer que los procedimientos sean más seguros y eficaces. Sin embargo, con estos avances llegan nuevos retos que requieren reflexión, adaptación y una colaboración continua entre los profesionales sanitarios, los desarrolladores de tecnología y los responsables políticos.

Reflexiones sobre la evolución el papel de la enfermería en el departamento

El papel de la enfermera Otorrinolaringología ha evolucionado considerablemente a lo largo de los años. Considerada históricamente como ayudante del médico, la enfermera de hoy es una profesional sanitaria por derecho propio, con competencias, responsabilidades y expectativas específicas. Esta evolución es el resultado de cambios sociales, tecnológicos y educativos. Exploremos esta progresión.

1. Responsabilidades ampliadas :

Las enfermeras ya no se limitan a las tareas asistenciales básicas. Ahora desempeñan un papel central en la valoración, planificación, ejecución y evaluación de los cuidados. En Otorrinolaringología, esto significa una participación activa en el diagnóstico, la gestión de la patología y la rehabilitación posquirúrgica.

2. Mayor especialización :

Con el desarrollo de las tecnologías y técnicas médicas, el campo de acción de la enfermera Otorrinolaringología se ha diversificado. Esto ha provocado la necesidad de una formación especializada para dominar los nuevos procedimientos, comprender los equipos innovadores y responder a las complejas necesidades de los pacientes.

3. Autonomía profesional:

Cada vez más, las enfermeras han ganado autonomía y toman decisiones clínicas basadas en evaluaciones exhaustivas, protocolos establecidos y experiencia clínica.

4. Colaboración interdisciplinar :

La enfermera Otorrinolaringología colabora estrechamente con un equipo multidisciplinar -médicos, audiólogos, logopedas, etc.- para garantizar que los pacientes reciban la mejor atención posible. Esta sinergia garantiza que los pacientes reciban la mejor atención global posible.

5. Función educativa reforzada :

La enfermera Otorrinolaringología es a menudo el primer punto de contacto para los pacientes y sus familias. Por ello, su papel educativo se ha intensificado, proporcionando información clara sobre patologías, tratamientos, cuidados postoperatorios y prevención.

6. Retos éticos y de salud pública :

La evolución de la medicina y las cuestiones sociales han enfrentado a las enfermeras a complejos dilemas éticos.

Desde la gestión de la información personal hasta el cuidado de poblaciones vulnerables, las enfermeras se encuentran a menudo en primera línea de las cuestiones éticas.

7. Tecnología y telemedicina :
El auge de la telemedicina ha abierto nuevas posibilidades de cuidados, pero también retos en términos de adaptación y formación para las enfermeras.

El papel cambiante de las enfermeras en el departamento de Otorrinolaringología refleja los grandes cambios que se han producido en el panorama médico en las últimas décadas. Reconocer y valorar estos cambios es esencial si queremos garantizar unos cuidados de alta calidad centrados en el paciente. La enfermera de hoy es una profesional experimentada con valiosos conocimientos que contribuye activamente a la salud y el bienestar de los pacientes de Otorrinolaringología.

Consejos para principiantes en Otorrinolaringología

El mundo de la otorrinolaringología (Otorrinolaringología) es vasto, apasionante y está en constante evolución. Para quienes inician su aventura en esta especialidad médica, he aquí algunos consejos para navegar con éxito y prosperar:

- **Estudie con pasión:**
  La otorrinolaringología es una disciplina que abarca una amplia gama de patologías y tratamientos. Aproveche al máximo cada oportunidad de aprendizaje, ya sea un curso, unas prácticas o el autoaprendizaje.
- **Busque la práctica:**
  La teoría es esencial, pero también lo es la práctica.

Intente sumergirse en diversas situaciones clínicas para adquirir experiencia y confianza.

- **Cultive la curiosidad:**
La medicina evoluciona constantemente. Manténgase al día de las últimas investigaciones, innovaciones y técnicas en el campo de la Otorrinolaringología.

- **Desarrolle sus habilidades interpersonales:**
Un buen otorrinolaringólogo no es sólo técnicamente competente. La escucha, la comunicación clara y la capacidad de tranquilizar a los pacientes son cualidades esenciales.

- **Busque mentores:**
Rodéese de profesionales experimentados que puedan guiarle, aconsejarle y compartir sus experiencias con usted.

- **Participe en conferencias y talleres:**
Estos eventos son oportunidades inestimables para ponerse al día, establecer contactos con otros profesionales y enriquecer su visión de la especialidad.

- **Dé prioridad al trabajo en equipo:**
La Otorrinolaringología, como muchas especialidades médicas, es un trabajo de colaboración. Aprenda a trabajar con otros profesionales sanitarios, como audiólogos, logopedas y cirujanos maxilofaciales.

- **Gestionar el estrés:**
El ámbito médico puede ser estresante. Busque técnicas de relajación, ya sea la meditación, el deporte u otras actividades que le ayuden a descomprimirse.

- **Manténgase organizada:**
Tanto si se trata de gestionar sus citas, como de seguir la evolución de sus pacientes o de continuar con sus estudios, una buena organización le ayudará a ser más eficaz y a liberarse del estrés.

- **Busque siempre la excelencia:**
  Fíjese unos estándares elevados en la atención al paciente, la ética médica y el desarrollo profesional.

Por último, recuerde que cada paciente es único. Cada consulta, cada diagnóstico, cada procedimiento es una oportunidad para aprender y crecer como profesional. Con pasión, dedicación y un deseo constante de aprender, su viaje en el mundo de la Otorrinolaringología no sólo será gratificante profesionalmente, sino también profundamente satisfactorio a nivel personal.

Capítulo 24

GESTIÓN DE LA CARRERA PROFESIONAL Y DESARROLLO PROFESIONAL

Posibles trayectorias profesionales y especializaciones

La otorrinolaringología es una especialidad médica que se ocupa de las enfermedades de los oídos, la nariz y la garganta. Pero dentro de este amplio campo, existen varias subespecialidades y posibles trayectorias para los profesionales que deseen centrarse en áreas específicas. He aquí una visión general de estas trayectorias:

- **Otología y Neurotología:**
  Estos especialistas se ocupan de las enfermedades del oído, incluidos los problemas de audición y equilibrio. Los neurotólogos también se centran en las enfermedades del nervio auditivo y las estructuras craneales relacionadas.
- **Rinología y cirugía endoscópica de los senos paranasales :**
  Este subcampo se ocupa de las afecciones de la nariz y los senos paranasales. Los cirujanos especializados en este campo pueden realizar cirugía endoscópica para tratar afecciones como la sinusitis crónica.
- **Laringología y fonología:**
  Los especialistas en este campo tratan los trastornos de la laringe y de las vías respiratorias superiores y digestivas. También se interesan por los problemas de la voz y la deglución.
- **Cirugía cervicofacial y otorrinolaringología oncológica:**
  Estos cirujanos tratan los tumores benignos y malignos de la cabeza y el cuello, incluida la cirugía reconstructiva y estética.
- **Otorrinolaringología pediátrica:**
  Centrado en los niños, este subcampo se ocupa de las afecciones Otorrinolaringología específicas de la población pediátrica.

- **Cirugía Plástica y Reconstructiva de la Cara :**
Los cirujanos de esta especialidad se ocupan de la cirugía estética y reconstructiva de la cara, el cuello y el cuero cabelludo.
- **Alergia Otorrinolaringología:**
Estos especialistas se ocupan de los pacientes que presentan reacciones alérgicas que afectan a los oídos, la nariz y la garganta.
- **Investigación clínica:**
Los profesionales pueden optar por dedicarse a la investigación para desarrollar nuevas técnicas quirúrgicas, tratamientos farmacológicos o estudiar las causas subyacentes de las enfermedades otorrinolaringológicas.
- **Formación y educación:**
Algunos otorrinolaringólogos pueden optar por dedicar parte o toda su carrera a la formación de futuros médicos, cirujanos y otros profesionales sanitarios.
- **Administración y gestión:**
Con suficiente experiencia, algunos otorrinolaringólogos pueden optar por asumir funciones administrativas, dirigiendo departamentos de otorrinolaringología en hospitales o clínicas.
- **Telemedicina:**
Con la evolución de la tecnología, la telemedicina está ganando popularidad, permitiendo a los especialistas consultar a los pacientes a distancia.

Las posibles trayectorias profesionales en Otorrinolaringología son amplias y variadas, y ofrecen a los profesionales muchas oportunidades de especializarse según sus intereses y aspiraciones.

La importancia de una red profesional

En la práctica médica, como en muchos otros campos profesionales, crear y mantener una red profesional sólida es esencial por varias razones.

- **Colaboración y consulta**
  En un campo tan especializado como la otorrinolaringología, es frecuente enfrentarse a casos complejos o poco frecuentes. Disponer de una red de colegas a los que consultar puede ofrecer valiosas ideas y sugerencias para el tratamiento de los pacientes. Es un intercambio de conocimientos que ayuda a garantizar el mejor tratamiento posible.
- **Oportunidades profesionales:**
  Una red sólida puede dar lugar a oportunidades profesionales, ya sea un nuevo puesto en una institución de renombre, la oportunidad de entrar en la investigación clínica o una recomendación para un puesto docente.
- **Formación continua :**
  El campo de la medicina evoluciona constantemente con la introducción de nuevas tecnologías, técnicas e investigaciones. Una red profesional nos ayuda a estar al día de los últimos avances, las conferencias pertinentes y los cursos de formación complementaria.
- **Investigación en colaboración:**
  Para los interesados en la investigación, tener contactos en entornos académicos y clínicos puede abrir la puerta a colaboraciones en investigación, permitiendo combinar recursos, conocimientos y habilidades para llevar a cabo estudios más profundos.
- **Apoyo emocional y profesional:**
  La medicina, en particular la cirugía, puede ser estresante. Contar con una red de compañeros que

comprendan los retos específicos de la especialidad de otorrinolaringología puede ofrecer un apoyo inestimable, ya sea para hablar de preocupaciones clínicas o para gestionar el estrés y el agotamiento.

- **Compartir recursos:**
Ya se trate de nuevas tecnologías, herramientas de diagnóstico o métodos de tratamiento, una red profesional facilita el intercambio de recursos y conocimientos.
- **Establecer derivaciones:**
Una red sólida facilita las derivaciones mutuas de pacientes, lo que garantiza que cada paciente reciba la atención más adecuada para su dolencia específica.
- **Influencia y defensa:**
Un grupo unido de Otorrinolaringología puede ejercer una mayor influencia colectiva, ya sea para defender políticas sanitarias, el acceso a la asistencia o la financiación de la investigación.
- **Evolución y adaptación:**
Gracias a los intercambios dentro de la red, un profesional puede adaptarse más rápidamente a las tendencias y cambios en su campo.

En un campo tan especializado y en constante evolución como la Otorrinolaringología, no se puede subestimar la fuerza de una red profesional. Desempeña un papel vital en el desarrollo de la carrera, la mejora de la atención al paciente y el apoyo personal.

Evolución de la empresa: mantenerse al día y adaptarse al cambio

El mundo de la medicina, y la otorrinolaringología en particular, es un campo en constante evolución. Los avances tecnológicos, la investigación clínica, las transformaciones de la sociedad y los cambios normativos influyen constantemente en la práctica profesional. Por ello, es esencial que todos los profesionales de la Otorrinolaringología se adapten, evolucionen y se mantengan al día.

1. Avances tecnológicos :

Cada año se introducen nuevas herramientas, equipos y técnicas. Ya se trate de robótica quirúrgica, imágenes médicas de vanguardia o innovaciones en audiología, estos avances ofrecen opciones de tratamiento más precisas, menos invasivas y a menudo más eficaces.

2. Investigación y descubrimientos clínicos :

Los nuevos estudios e investigaciones amplían constantemente nuestra comprensión de las enfermedades otorrinolaringológicas y sus tratamientos. La capacidad de integrar estos nuevos conocimientos en la práctica clínica es esencial para proporcionar una atención basada en las pruebas más recientes.

3. Adaptación normativa:

Las normativas médicas, las políticas sanitarias y las recomendaciones de las asociaciones profesionales evolucionan en respuesta a las necesidades cambiantes de la sociedad, los retos de la salud pública y los descubrimientos científicos. Es vital mantenerse informado y cumplir estas directrices.

4. Requisitos de los pacientes:

Con un mayor acceso a la información, los pacientes están cada vez más informados y son más activos en su atención. Buscan tratamientos personalizados y a menudo desean discutir las últimas opciones terapéuticas. Mantenerse al día ayuda a satisfacer estas expectativas.

5. Formación continua :

Asistir a seminarios, talleres, conferencias y otras formaciones profesionales es una de las mejores maneras de mantenerse al día. También brinda la oportunidad de establecer contactos con colegas y expertos en la materia.

6. Cambio social:

Los cambios en la percepción social de la salud, las expectativas de atención y los retos demográficos (como el envejecimiento de la población) pueden influir en la demanda y la naturaleza de las intervenciones de Otorrinolaringología.

7. Colaboración interprofesional:

Trabajar en estrecha colaboración con otros especialistas, como audiólogos, cirujanos maxilofaciales o logopedas, nos permite beneficiarnos de diversas perspectivas y enfoques complementarios para tratar las afecciones otorrinolaringológicas.

8. Desarrollo de la telemedicina:

Con el auge de las tecnologías digitales, la telemedicina está ganando terreno, ofreciendo consultas a distancia, facilitando el seguimiento de los pacientes y haciendo más accesible la asistencia.

La naturaleza cambiante de la profesión de otorrinolaringólogo exige una vigilancia constante, curiosidad profesional y voluntad de aprender y adaptarse. Mantenerse al día no es sólo una necesidad profesional, sino también una responsabilidad para con los pacientes, garantizando que reciban la atención más actualizada y eficaz disponible.